### Dr Gustave RIVIER

Ancien Externe des Hôpitaux de Lyon.

La

# Cure hélio=marine

## Méditerranéenne

LYON .— IMP. A. REY

# LA
# CURE HÉLIO-MARINE
## MÉDITERRANÉENNE

# LA
# CURE HÉLIO-MARINE
## MÉDITERRANÉENNE

PAR

## Le Dr Gustave RIVIER

Ancien Externe des Hôpitaux de Lyon.

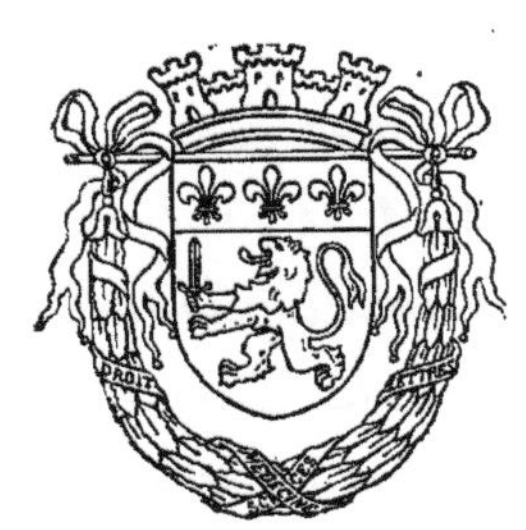

LYON

**A. REY, IMPRIMEUR-EDITEUR DE L'UNIVERSITÉ**

4, RUE GENTIL, 4

1911

*A mes parents, à mes amis, à mes maîtres, je dédie ces modestes pages.*

*Je voudrais pouvoir nommer ici tous ceux qui s'intéressèrent à mes études médicales. Qu'ils soient du moins assurés que je resterai envers eux, suivant le serment d'Hippocrate, « respectueux et reconnaissant ».*

*M. le professeur agrégé Tixier m'a donné par ailleurs de nombreuses preuves d'amitié; je suis heureux de cette occasion qui me permet de lui en exprimer toute ma gratitude.*

*M. le professeur Poncet me fait l'honneur de placer cette thèse sous l'autorité de son nom; je lui en renouvelle ici mes remerciements.*

*Je remercie également M. le professeur Nové-Josserand de l'intérêt qu'il m'a témoigné, ainsi que le D<sup>r</sup> Vignard, chirurgien de la Charité, à qui je suis redevable de mes notions d'orthopédie.*

*Merci, enfin, à mon beau-frère, le D<sup>r</sup> Feuillade, qui a été pour moi un guide sûr pendant mes années d'étude, et à mon ami, le D<sup>r</sup> Jaubert, médecin de l'Hôpital Renée-Sabran, dont la compétence m'a fourni de précieux documents pour l'édification de ce travail.*

*G. R.*

# INTRODUCTION

A mesure que les méthodes d'investigation clinique
se multiplient en devenant plus scientifiques, à mesure
que les agents morbides sont mieux connus et, partant, que la pathologie tout entière s'éclaire, la thérapeutique plus rationnelle redevient au contraire
naturiste. Ainsi, suivant le cours naturel des choses,
nous sommes ramenés aux prescriptions empiriques
que parfois nos aînés, dans l'orgueil de leur jeune
science, avaient dédaigneusement rejetées. Notre
époque, malgré l'arsenal que la pharmacopée moderne
met à sa disposition, s'en tient plus que jamais aux
médicaments usuels et ce sont les régimes et les agents
physiques qui sont la base de toute cure.

Certains de ces agents n'avaient jamais cessé d'être
en honneur. Les anciens Grecs étaient des maîtres
en matière de gymnastique, et, dans les étuves de
Rome, on n'ignorait pas les ressources du massage.
Mais la climatothérapie l'emporte en ancienneté sur
tous les autres, car elle fut de tous les temps : aussi
vieille que l'homme, elle a dû naître avec les premiers
migrateurs et elle est si naturelle qu'il n'est pas jusqu'à
l'instinct des oiseaux eux-mêmes qui ne l'ait mise en
pratique.

Et pourtant, malgré l'expérience ainsi accumulée, il nous est impossible de tirer des lois générales de cure climatique. Le médecin qui, pour les indiquer à ses malades, se contenterait de classer les régions en sèches ou humides, en climat d'altitude ou de plaine, en zones côtières ou continentales, s'exposerait à bien des désillusions. C'est que, là comme ailleurs, on aurait tort de généraliser et si, dans toute drogue, il y a plusieurs médicaments, à plus forte raison, dans tout climat, il y a plusieurs régions. Bien que les grandes lignes restent les mêmes, des écarts sensibles naissent de différences même minimes dans le régime des vents, les configurations géographiques, la direction des vallées, les terrains, etc.

En ce qui concerne particulièrement le climat marin en France, nous avons deux régions côtières : les côtes de l'Océan et celles de la Méditerranée. Tous deux ont une action sensiblement identique, mais avec des indications un peu différentes. Incontestablement la cure océanique est plus énergique, mais par cela même plus dangereuse ; comme toutes les thérapeutiques héroïques, c'est une arme à deux tranchants. Parmi les cas qui relèvent de la cure marine, on ne peut donc envoyer à l'Océan que les malades vigoureux, c'est-à-dire capables de faire les frais d'une brutale réaction. Au contraire, la Méditerranée plus clémente ne présente, pour des indications très étendues, qu'un petit nombre de contre-indications.

Aussi est-il intéressant de noter que la cure marine, organisée en Angleterre au milieu du xviiie siècle, sous l'impulsion de Russel, fut appliquée en France, d'abord sur la côte de la Méditerranée. C'est à Cette, en effet, que fut édifié, en 1847 seulement, le premier hôpital marin, grâce à la générosité de M^me Coraly Hirsch. Deux ans plus tard, en 1849, un projet, qui n'aboutit pas, avait voulu doter la Plage d'Hyères d'un vaste établissement privé [1]. D'autre part, la Méditerranée italienne comptait déjà une quinzaine d'hôpitaux ou baraquements d'été, quand, en 1861, l'Assistance publique de Paris fit ses premiers envois à Berck. Cette station devint vite importante, grâce au nombre de malades fournis par la capitale. Il faut noter à cette époque les démarches du D^r Vidal, d'Hyères, auprès de l'Assistance publique de Paris pour attirer sur la côte méditerranéenne le Sanatorium qui devait, quelques années plus tard, se construire à Hendaye. Ces efforts ne furent pourtant pas vains, car, en 1887, les hôpitaux de Lyon fondaient à Giens leur hôpital Renée-Sabran. L'élan était donné. Il devait aboutir à cette éclosion de stations marines, dont il nous suffira de citer les noms : Berck, Pen-Bron, Saint-Trojan, Hendaye, pour l'Océan; Banyuls, Cette, Cannes, Giens, Hyères-Plage, etc., pour la Méditerranée.

Avec un pareil champ d'études, on a exigé bientôt du climat marin toutes les ressources qu'il était susceptible de fournir. La pratique séculaire des bains s'étendit à l'influence marine tout entière. A l'instar des stations thermales, on innova les bains de mer chaud, on utilisa les eaux-mères des salins; on fit

---

[1] Chassinat, *Hyères*. Cf. Geoffroy et Imbert, *Fondation d'une Société pour la création d'établissements de plaisance et de santé à Hyères*, Toulon. 1854.

appel au complément naturel de la mer, l'héliothé-rapie. Enfin, par une conception pleine de promesse, considérant l'eau de mer comme milieu organique, on l'injecta dans l'économie, ainsi qu'un sérum régéné-rateur. Et voilà que les évolutionnistes croient trouver, grâce à la similitude constatée entre l'eau de mer et nos liquides humoraux, un chaînon de l'obscur pro-blème de nos origines.

Mais ces déductions, si séduisantes soient-elles, ne sauraient nous entraîner hors du cadre étroit que notre sujet nous assigne. Après avoir défini et délimité le climat marin en général, nous dirons ce qui est parti-culier à la Méditerranée. Ce sera sur cette distinction que nous baserons les indications et contre-indications particulières. Il ne nous restera qu'à étudier l'organisa-tion de la cure marine et de son adjuvant : la cure solaire.

Ce modeste travail n'a aucune prétention définitive. Il n'aura pas le charme d'une théorie nouvelle, ni le piquant d'une idée originale. C'est une simple mise au point actuelle de cette question dont la bibliogra-phie est déjà fort importante. On y trouvera l'impres-sion que nous avons recueillie de nos séjours au bord de la Méditerranée, et le fruit des observations que nous avons pu suivre tant à l'hôpital Renée-Sabran qu'à l'Institut Marin d'Hyères-Plage. Nous citerons quelques-unes des plus intéressantes et nous tâcherons d'en tirer des conclusions justifiées. Nous essaierons enfin de nous libérer du lyrisme et de l'hyperbole qu'ont si facilement adoptés — sans doute par l'ambiance méridionale — la plupart de ceux qui, venus des bru-mes du Nord, ont contemplé et célébré la Côte d'Azur.

# LA
# CURE HÉLIO-MARINE
## MÉDITERRANÉENNE

---

## CHAPITRE PREMIER

### LE CLIMAT

#### § **1. — Climat marin.**

L'ensemble des conditions physico-chimiques d'une région en constitue le climat. Nul n'est caractérisé par des propriétés aussi nettes que le climat marin : il n'est pas, en effet, d'influence naturelle comparable à celle qui résulte du voisinage de cette énorme masse d'eau salée. On s'accorde à reconnaître aux régions côtières un air plus pur et en même temps plus chargé d'éléments chimiques, principalement de chlorure de sodium, une constance relative de certains phénomènes atmosphériques, et enfin une hygrométrie assez élevée.

La bactériologie a prouvé *la pureté de l'air marin ;* à 100 kilomètres en pleine mer on ne trouve pas un microbe par mètre cube (Miquel et Moreau). Pour être plus élevée sur les côtes, la proportion est pourtant cent fois moindre que dans les habitations parisiennes. Il faut en chercher la cause dans l'absence de pous-

sière — c'est-à-dire de microbes, — et dans la fréquence
des vents, soit que soufflant du large, ils déversent sur
le rivage des torrents d'air purifié, soit que, venus de
l'intérieur ils jouent le rôle d'épurateurs, emportant en
mer des micro-organismes qui y sont bientôt détruits.
Il faut enfin invoquer ici un puissant agent purificateur,
la lumière : la mer est un réflecteur qui multiplie la
clarté du jour. A défaut d'autre preuve, la photographie
nous l'apprendrait.

La présence du *chlorure de sodium* dans l'air marin
a été constatée chimiquement : à 60 kilomètres en
pleine mer, A. Gautier en a trouvé 22 milligrammes
par mètre cube et Duphil de 2 mg. 5 à 15 milligrammes à 20 mètres du rivage. On en a enfin décelé
des traces par temps calme jusqu'à 400 et même
500 mètres. Il faut noter que, lorsque l'altitude s'élève,
les proportions diminuent rapidement.

On y trouve tous *les éléments minéraux* de l'eau de
mer et notamment de l'iode, (douze fois plus que dans
l'intérieur de terres). Il en est de même de l'ozone, du
brome, de la silice. L'air marin justifie ainsi sa déno-
mination d'air thermal chloruré sodique et bromo-
ioduré[1].

« Il me semble, dit le professeur A. Robin[2], qu'on
« n'a pas suffisamment insisté sur les propriétés que la
« présence de ces principes donne à l'air marin, d'au-
« tant qu'il y a lieu de penser qu'une partie de leur
« totalité doit s'y trouver soit à l'état colloïdal, soit à

[1] Bouty, *Du climat de Nice*, 1882.
[2] Albert Robin, *le Climat marin dans le traitement de la tuberculose.*

« l'état d'ionisation ou encore dans un état physique
« qui développe leurs propriétés radio-actives. Or, en
« étudiant les effets thérapeutiques des corps infini-
« ment divisés, j'ai montré qu'agissant comme de véri-
« tables ferments, ils étaient capables d'accroître,
« dans d'énormes proportions, les phénomènes d'hy-
« drolise oxydo-réductrice qui figurent au premier
« rang des actes de la désassimilation dans la vie orga-
« nique. Et ceci laisse soupçonner, sinon préciser,
« l'importance que doivent prendre les éléments chi-
« miques que renferme l'air marin. »

La mer n'a pas seulement sur l'air ambiant une
influence chimique, elle est aussi un *régulateur physique*. Elle constitue en effet un réservoir calorique, à
l'inverse du sol qui, s'échauffant vite, se refroidit de
même. Aussi les oscillations du thermomètre sont-elles
réduites au minimum dans les climats marins, tant
entre le jour et la nuit, qu'entre l'été et l'hiver. On en
a une preuve convaincante dans la très belle étude de
M. Eiffel[1] sur la comparaison des stations météorologiques de Beaulieu-sur-mer, Sèvres et Vacquey, pour
les années 1902 et 1903. Il résulte de ces graphiques
que les minima d'hiver sont à Beaulieu (climat marin)
supérieurs de 11 degrés à ceux de Sèvres (climat con-
tinental) et que les maxima d'été y sont inférieurs d'un
demi-degré. D'autre part, les écarts quotidiens oscillent
moins au bord de la mer qu'à l'intérieur des conti-
nents, et les vagues de chaleur ou de froid y sont moins
marquées. .

[1] *Congrès de Climatothérapie*, Nice, 1904.

La *pression barométrique* suit la température : elle est donc dans le climat marin relativement peu variable. Cette uniformité de pression est importante en tant qu'agent thérapeutique. Contrairement, en effet, à ce que beaucoup pensent, notre organisme, qu'il soit normal ou à l'état pathologique, est plus sensible aux variations barométriques qu'aux variations thermo-métriques. Il est même des individus hypersensibles qui sont à ce point de vue de véritables baromètres. Il faut encore noter la constance des vents, que nous savons jouer un rôle dans l'épuration de l'air marin. Ce sont parfois des vents violents, tels que les bourrasques de l'ouest au bord de l'Océan ; ce sont aussi des brises légères, rafraîchissantes et calmantes comme un bain. Enfin l'hygrométrie du climat marin est relativement élevée, tant par la fréquence et l'abondance des pluies que par la présence de la vapeur d'eau invisible dans l'air.

## § 2. — Climat méditerranéen.

Le groupement irrégulier des éléments que nous venons de constater, l'absence même de certains d'entre eux obligent le climatologiste à faire des distinctions. Comme nous l'avons vu, il faut étudier les climats par région : la cure océanique n'est pas la même sur les côtes de la Manche et dans le golfe de Gascogne ; à plus forte raison la Méditerranée a-t-elle son entité particulière.

C'est à sa latitude méridionale, à sa situation de mer fermée, à sa disposition en gigantesque espalier, qu'elle

doit ses qualités : sa température douce, son insolation
intense, le petit nombre de ses jours de pluie, son
hygrométrie modérée, la teneur de ses eaux en
chlorure de sodium.

La température se maintient en moyenne à 10 degrés
centigrades pendant la saison froide, avec une moyenne
d'oscillations quotidienne de 7 à 8 degrés. Les tempé-
ratures minima sont rarement au-dessous de zéro, et
quand cela se produit ce n'est guère que pendant
quelques heures de nuit et sans grande influence sur la
température du milieu du jour. Mieux encore que par
des chiffres, la douceur du climat est prouvée par la
culture en pleine terre des oliviers, des palmiers, des
orangers, des mimosas, des eucalyptus.

L'intensité de la lumière est la caractéristique du
littoral méditerranéen : il est des pays aussi tempérés,
il en est peu d'aussi lumineux. Les radiations solaires
sont en rapport avec la pureté et la sécheresse relative
de l'air, la disposition en pente exposée au midi, la
réflexion lumineuse sur la mer et les rochers.

L'insolation n'est pas seulement intense, elle est
constante. Le nombre des jours de pluie est très restreint
bien que la quantité d'eau tombée soit supérieure à celle
du climat parisien. La Méditerranée ignore la bruine
des climats septentrionaux ; elle sait répartir ses pluies
en quelques périodes, généralement au printemps et à
l'automne. M. Eiffel dans son rapport comparatif[1], a
noté les proportions de jours beaux, nuageux et
couverts pour les trois climats méditerranéen, parisien

[1] Eiffel, *Congrès de Climatothérapie*, Nice, 1904.

et océanien. Le terme nuageux s'applique aux jours où le soleil brille par intervalle, couvert aux jours sombres ou pluvieux.

### Année 1903.

| | BEAUX | NUAGEUX | COUVERTS |
|---|---|---|---|
| Beaulieu (Méditerranée) . . . . | 132 | 158 | 75 |
| Sèvres (Paris) . . . . . . . . | 57 | 183 | 125 |
| Vacquey (Océan) . . . . . . . | 37 | 277 | 51 |

### Semestre Octobre-Avril 1903.

| | BEAUX | NUAGEUX | COUVERTS |
|---|---|---|---|
| Beaulieu . . . . . . . . . . . | 60 | 79 | 43 |
| Sèvres . . . . . . . . . . | 30 | 89 | 63 |
| Vacquey . . . . . . . . . . | 21 | 134 | 27 |

Plus démonstrative encore est la statistique suivante, portant non plus sur un an mais sur une moyenne de neuf années consécutives et prise à Hyères (Var), pendant les semestres[1] d'hiver.

### Semestre Octobre-Avril.

| | BEAUX | NUAGEUX | COUVERTS |
|---|---|---|---|
| Hyères . . . . . . . . . . . | 103 | 54 | 24 |

La proportion des beaux jours est plus élevée si l'on ne s'adresse qu'aux mois de décembre, janvier, février :

### Trimestre Décembre-Février.
### Moyenne de 4 ans.

| | BEAUX | NUAGEUX | COUVERTS |
|---|---|---|---|
| Hyères . . . . . . . . . . | 57 | 27 | 6 |

[1] Chassinat, *Hyères.*

La sécheresse relative de l'air est un corollaire du grand nombre de jours ensoleillés. L'humidité du littoral méditerranéen s'élève à 90 pour 100 sous l'influence marine qui élève la température : l'humidité est alors tiède, non nuisible. Par contre, elle baisse au-dessous de 40 avec les vents continentaux : c'est le froid sec. L'état hygrométrique de l'air est donc de 60 à 70, chiffre moyen qui a fait dire du climat méditerranéen qu'il était le plus sec des climats humides, et le plus humide des climats secs.

En ce qui concerne non plus le climat en général; mais la cure marine considérée isolément, constatons que la Méditerranée est plus salée que l'Océan, surtout que la Manche et la mer du Nord dont l'évaporation est minime et qui reçoivent tant de grands fleuves. Tandis que l'Océan ne dépasse pas 3 degrés, les eaux de la Méditerranée pèsent environ 3° 5 à l'aréomètre de Baumé, soit exactement 38 gr. 604 de chlorure de sodium par litre.

Ajoutons enfin aux avantages de la Méditerranée l'incomparable beauté de la Côte d'Azur, la joie de la lumière, la richesse de la végétation. Ce sont là autant de facteurs psychiques, dont la valeur est appréciable dans n'importe quelle cure.

### § 3. — **Effets physiologiques.**

Les propriétés climatothérapiques que nous venons d'étudier ont des effets, les uns sédatifs, les autres stimulants. Dans le climat marin en général, ce sont les éléments stimulants qui dominent, avec la teneur de l'air en substances minérales la fréquence et la violence des vents, le niveau relativement peu élevé de la température ; les éléments sédatifs étant représentés par la constance relative des phénomènes atmosphériques et par le haut degré hygrométrique.

Pour la Méditerranée, un groupement spécial s'impose. Dans les éléments toniques, nous rangerons l'air minéralisé et l'intensité de l'insolation : avec les éléments sédatifs, la douceur de la température, la constance des échelles thermométriques et barométriques. Mais il est des éléments tour à tour sédatifs et stimulants comme les vents, qui, violents, sont excitants, et, légers, deviennent au contraire calmants. D'autres sont d'une large tolérance : telle est la modération relative de l'hygrométrie atmosphérique.

C'est donc dans leur plus large acceptation qu'il faut appliquer à la Méditerranée les effets du climat marin, tels qu'ils résultent des remarquables recherches d'Albert Robin [1] :

1° Une augmentation dans le nombre et dans la valeur hémoglobinique des globules rouges du sang;

2° Une leucocytose plus active;

3° Une augmentation dans la conservation de l'oxygène et dans l'utilisation de l'oxygène consommé) (élévation du quotient respiratoire) ;

4° Une augmentation dans la consommation des matières albuminoïdes par le fait d'une assimilation plus intense;

5° Une meilleure évolution intra-organique des ma-

[1] Albert Robin, *le Climat marin dans le traitement de la tuberculose.*

tières ternaires. Ce fait est capital, car la reminéralisation marche de pair avec une bonne évolution des
ternaires ;

6° Une meilleure utilisation des phosphates alimen-
taires ;

7° Une diminution du coefficient de minéralisation
azotée, c'est-à-dire, de la quantité de matières minérales nécessaires pour mobiliser une quantité donnée
d'azote organique; ce fait est encore favorable à la
reminéralisation ;

8° Une diminution de l'acide urique, avec meilleure
solubilisation ;

9° Une suractivation des échanges dans le système
nerveux et le système osseux ;

10° Une augmentation du poids spécifique avec
diminution du poids mort que représentent l'eau d'hy-
dratation et les tissus graisseux.

Aux conclusions du professeur Robin :

1° Accélération de la nutrition et du métabolisme
vital ;

2° Pouvoir reminéralisateur indirect et peut-être
direct,

Nous pourrons ajouter, cette application spéciale à
la Méditerranée :

Absence du froid humide nuisible aux hypofonctionnements et assistance à la réfection de l'organisme
par la possibilité de la suraération continue et surtout
par l'application, en tout temps, du bain de mer et de
l'héliothérapie.

# CHAPITRE II

## LES INDICATIONS

Nous savons que la Méditerranée possède un climat des plus tolérants ; climat marin mitigé, où l'insolation s'exerce à son maximum : telle peut être sa formule. Aussi les cas justiciables de la cure hélio-marine sont-ils nombreux. Nous classerons ces indications assez complexes en allant des plus fréquentes et des plus nettes à celles qui, plus rares, sont en même temps moins bien définies. C'est ainsi que nous étudierons les tuberculoses ostéo-articulaires, les ganglionnaires, les autres tuberculoses externes, les lésions diverses aujourd'hui reconnues comme tuberculeuses, les affections des voies respiratoires supérieures plus ou moins suspectes, les tuberculoses pleurales et pulmonaires, le rachitisme, les anémies.

1. — Les **tuberculoses osseuses et articulaires** constituent l'indication la plus générale de la cure hélio-marine. Il est aujourd'hui connu du public lui-même que les maux de Pott et les coxalgies guérissent plus facilement au bord de la mer.

Il reste bien entendu que le traitement habituel par l'immobilisation n'en doit en rien souffrir. La mer

est ici, comme le soleil, un élément adjuvant dont on
constate l'importance quand on considère les rapides
et complets résultats qui y sont obtenus. Ces guérisons, tout en conservant un bon état général, laissent
un pronostic local plus favorable et s'obtiennent dans
un délai plus restreint que les cas les plus heureux
traités dans d'autres conditions climatériques.

Ces malades sont-ils indifféremment justiciables de
l'Océan ou de la Méditerranée ? Nous pensons qu'il
faut faire ici une grande distinction.

Les uns présentent des formes torpides ; ce sont des
scrofuleux chroniques, bouffis, apathiques et endormis
qui « ont plus besoin d'être fouettés que d'être ré-
chauffés [1] ». Ces formes d'évolution lente et bien localisées peuvent, sans inconvénient, être envoyées à
l'Océan.

Mais il est des scrofuleux maigres, surexcités, im-
pressionnables, sensibles au froid et aux variations
barométriques. Ceux-là présentent des formes douloureuses et de marche subaiguë. Dans le brouillard des
plages du Nord, ils ne tardent pas à perdre le sommeil
et l'appétit, leurs échanges intra-organiques s'exa-
gèrent, leurs douleurs sont exaspérées et leurs lésions
évoluent, à moins qu'ils ne soient emportés par une
granulie ou une méningite.

Ce sont ces malades qui retireront, au contraire, le
plus d'avantages de la douceur du climat méditerranéen.

La fréquence des lésions ostéo-articulaires nous

[1] Van Merris.

dispensera d'en donner de nombreuses observations. Rien ne serait plus fastidieux qu'une banale énumération de maux de Pott, coxalgies, tumeurs blanches, et l'on n'y aurait d'autre mérite que celui de la statistique. Aussi avons-nous préféré n'en citer que quelques-unes, dans lesquelles l'association de la mer et du soleil a donné des résultats particulièrement rapides.

### OBSERVATION I

*Polyarthrite tuberculeuse suppurée. — Héliothérapie. — Cicatrisation des lésions. — Amélioration fonctionnelle.*

Marie G..., huit ans.

Parents en apparence bien portants. Une sœur plus jeune en bonne santé.

Personnellement a eu une diphtérie grave avec accidents d'anaphylaxie sérique. C'est depuis, dit la mère, que l'enfant, auparavant bien portante, est malade.

La polyarthrite a débuté au mois de novembre 1910 par une tuméfaction nette des deux poignets, des deux coudes et du pied droit.

15 mars 1911, elle arrive à l'hôpital René-Sabran, pavillon 1.

On constate alors un abcès prémalléolaire interne droit, une arthrite fongueuse des deux poignets sur le point de suppurer, une double arthrite du coude également fongueuse mais un peu moins ramollie.

L'enfant ne se sert pas du tout de ses bras. On ponctionne le poignet et l'abcès du cou-de-pied et on commence l'héliothérapie le 10 avril.

15 juillet. — Les deux coudes sont encore tuméfiés, épaissis, mais sans œdème et sans sensation fongueuse. Ils sont presque complètement en extension. Le poignet

droit est gros avec une fistule sur son bord interne et les mouvements conservés de moitié.

Le poignet gauche est encore un peu tuméfié avec tendance à se dévier en main bote radiale. Le cou-de-pied droit est sec ; il y a seulement sur la malleole interne une fistule qui coule légèrement. L'enfant commence à se servir de ses bras. Le coude droit a des mouvements d'une amplitude de 15 degrés et la supination se fait à moitié. Le coude gauche n'a pas de mouvements de flexion, mais une supination assez étendue. Les poignets sont très peu mobiles.

Au mois de septembre le cou-de-pied est guéri, les coudes et les poignets sont encore un peu pâteux mais déjà mobiles.

8 octobre. — Le cou-de-pied est complètement guéri et n'a pas de limitation de mouvements, Les poignets sont secs et assez mobiles. Les coudes ont des mouvements de plus en plus étendus.

L'enfant qui a eu un total de 120 séances d'héliothérapie présente avec une superbe pigmentation un excellent état général.

## OBSERVATION II

*Ostéite du radius et spina ventosa. — Héliothérapie. — Cicatrisation.*

Marie P..., neuf ans.

Père et mère bien portants.

L'enfant arrive le 26 avril 1911 à l'hôpital Renée-Sabran, pavillon 1.

Elle présente une ostéite de l'extrémité supérieure du radius fistulisée et un spina-ventosa de l'index également suppurant.

On commence l'héliothérapie.

Sous l'influence du soleil les fistules se sont réouvertes et il se forme un nouvel abcès qui s'évacue spontanément.

16 juillet. — On constate qn'une fistule tend à se fermer vers la partie moyenne de l'espace interosseux. L'état du doigt est stationnaire.

1ᵉʳ septembre. — L'amélioration est manifeste : les fistules du radius sont taries, celle du spina est à peu près fermée.

15 septembre. — L'enfant s'en va après un total de 94 séances d'héliothérapie. Les lésions du radius sont sèches, il n'y a pas d'empâtement, les tissus sont souples. Le spina présente encore un peu d'empâtement périosté, la fistule est sèche.

## OBSERVATION III
*Sacro-coxalgie fistulisée. — Héliothérapie. — Cicatrisation.*

Gabrielle D..., dix ans.

L'enfant arrive le 14 juin à l'hôpital Renée-Sabran, pavillon 1.

Elle présente une sacro-coxalgie déjà ancienne et fistulisée avec un gros empâtement de la région. Elle doit rester étendue, ne pouvant s'asseoir. L'état général est médiocre.

On commence l'héliothérapie.

15 juillet. — La fistule s'est réouverte sous l'influence du soleil, l'empâtement a un peu diminué. L'état général est très amélioré.

15 août. — La malade peut commencer à s'asseoir.

15 septembre. — L'enfant s'en va après un total de 71 séances d'héliothérapie. La fistule est complètement sèche, les tissus sont souples et l'interligne articulaire nettement perceptible.

## OBSERVATION IV
*Tumeur blanche du genou. — Héliothérapie.*

Claude D..., huit ans.

L'enfant arrive le 30 novembre 1910 à l'hôpital Renée-Sabran, pavillon 2.

Il présente une tumeur blanche du genou gauche fistulisée.

On le laisse une heure par jour au soleil.

En janvier, la lésion est déjà très améliorée.

L'enfant part le 27 février, après un total de 40 séances d'héliothérapie. Genou sec, toute fistule tarie.

### Observation V

*Arthrite du coude. — Résection. — Héliothérapie.*

Désiré B..., dix ans.

L'enfant a fait déjà deux séjours à l'hôpital Renée-Sabran, en 1908 et 1909, pour un spina qui a guéri.

La lésion actuelle a débuté, en février 1910, par une tuméfaction du coude : pointes de feu.

En avril, il a fallu lui faire une résection suivie d'un plâtre. A l'enlèvement du plâtre, la réunion est à peu près complète ; il n'y a que de légers mouvements. Au niveau de l'intervention, persistent des plaies fistuleuses.

On note, au mois de mars 1911, que l'enfant a été très amélioré par l'héliothérapie, tant au point de vue de l'empâtement des tissus que des plaies elles-mêmes qui se sont cicatrisées. Il reste une fistulette au sommet de l'olécrâne.

### Observation VI

*Tumeur blanche du genou. — Application d'eaux-mères. —*
*Héliothérapie.*

Jean Ch..., neuf ans.

L'enfant a une ancienne tumeur blanche du genou déjà à peu près guérie avec une grosse atrophie de la jambe.

Ces derniers temps, il a présenté une nouvelle poussée sans réaction fébrile.

A l'hôpital Renée-Sabran, pavillon 2, on lui fait pendant un mois des applications d'eaux-mères ; en outre, il est resté au soleil deux heures par jour pendant un mois.

L'enfant part avec un genou en bon état.

2. — Les **tuberculoses ganglionnaires** sont d'une indication plus précise encore que les précédentes, car c'est sous le climat marin qu'on voit disparaître ces lésions si fréquentes et rebelles partout ailleurs.

Les ganglions, le plus souvent sous-maxillaires ou cervicaux, lorsqu'ils sont encore durs et seulement engorgés, cèdent à la cure hélio-marine et aux applications locales d'eaux-mères. Lorsqu'ils sont ramollis, ils ne peuvent faire exception à l'adage : *ubi pus, ibi evacua ;* mais les désolantes fistules classiques se tarissent rapidement au bord de la mer, et, surtout sous l'influence de l'héliothérapie, la coque fibreuse elle-même disparaît.

*L'adénopathie trachéo-bronchique*, qui est souvent le premier stade de la tuberculose pulmonaire infantile, pourra sous le climat méditerranéen, sans crainte d'accidents *a frigore*, profiter en tout temps du bain de mer et de la suraération. C'est ce simple traitement qui a fourni à l'asile Dolfus 58 pour 100 de guérisons et 36 pour 100 d'améliorations[1].

Il ne faut pas oublier non plus que les tuberculoses ganglionnaires sont souvent des formes à échanges exagérés (A. Robin) et qu'il faut faire ici la même distinction que précédemment pour savoir envoyer ces malades à l'Océan ou à la Méditerranée.

---

[1] Revillet, Traitement de l'adénopathie bronchique par le climat marin et les bains de mer *(Lyon Médical*, janvier 1904).

### Observation VII[1]

*Volumineuses adénites cervicales et sous-maxillaires rebelles. — Cure hélio-marine pendant deux mois. — Amélioration rapide.*

D... C..., quatorze ans.

Aucun antécédent héréditaire.

Personnellement, angines fréquentes dans l'enfance. Pas d'autres maladies.

Il y a cinq ans, une sœur de la malade ayant la diphtérie, on fit à celle-ci une injection de sérum. Pas de malaise apparent, à part une éruption semblable chez les deux enfants. A quelque temps de là, apparition de ganglions sous-maxillaires et cervicaux gauches, sur lesquels ont été essayés depuis sans succès les traitements suivants : trois saisons à Besançon-la Mouillère, applications d'eaux-mères de la Mouillère à domicile, application d'une solution iodée cinq séances de radiothérapie (avec légère amélioration) et à l'intérieur liqueur de Fowler, huile de foie de morue, sirop iodo-tannique. La malade arrive à l'Institut Marin d'Hyères-Plage, le 30 avril. On constate alors une grosse adénopathie polyganglionnaire sous-maxillaire gauche, provoquant une déformation du cou très accentuée. Le plus gros de ces ganglions, qui sont tous durs, atteint le volume d'un œuf de pigeon. Il y a également quelques ganglions cervicaux très pris dans une gangue, cependant encore assez souple. Scoliose lombaire gauche avec scoliose de compensation lombaire droite inférieure peu marquée.

On institue le traitement par les bains de mer chauds, les compresses d'eaux-mères quotidiennes et l'insolation sur la région du cou. On combat la scoliose par la gymnastique orthopédique. On cesse tout médicament.

---

[1] Les observations VII, VIII, IX et X sont citées par le D<sup>r</sup> Jaubert, *in* la Cure hélio-marine des adénites cervicales (*Revue des agents physiques*, sept. 1911).

15 mai. — La malade trouve que ses ganglions ont déjà diminué, mais l'amélioration semble peu sensible. On commence les bains de plage.

1er juin. — L'amélioration est très marquée. Toute gangue a disparu. Le ganglion, qui était gros comme un œuf de pigeon, atteint à peine le volume d'une petite gobille ; les autres, durs, bien isolés, roulent sous le doigt comme de gros plombs.

30 juin. — Les parents, sans attendre la fin de la cure, emmènent l'enfant, Les ganglions sous-maxillaires ont presque complètement fondu, l'état général est excellent, le poids s'est accru de 2 kilogrammes.

## OBSERVATION VIII

*Adénopathies cervicales, volumineuses, forme lymphome. —*
*Possibilité d'hérédo-syphilis avec adénopathies mixtes.*

B... C..., dix-huit ans.

Antécédents tuberculeux de mère et de père. Personnellement bonne santé habituelle sauf adénopathie datant de l'enfance et ayant toujours duré mais avec des variations de volume.

Actuellement adulte, robuste avec grosses adénites cervicales de gros ganglions fondus dans une gangue avec prédominance à droite. Séjour de deux mois à l'établissement. En dehors du traitement général habituel, le malade prend un bain de mer froid tous les jours sauf lorsque l'état de la mer s'y oppose, ce qui est arrivé quelquefois étant donné que la cure s'est faite en décembre et janvier.

Au départ, on constate une grosse amélioration consistant surtout dans la disparition de la péri-adénite, et aussi, quoique à un moindre degré, dans la diminution de volume des adénites elles-mêmes.

L'état général est excellent et l'accroissement pondéral est de près de 3 kilogrammes.

## Observation IX

*Adénites cervicales et rachitisme avec état général précaire.*

C... G..., trois ans et demi, pas d'antécédents héréditaires. Allaitée par la mère dans de mauvaises conditions, puis mise aux laits stérilisés avec résultat médiocre, dès ce moment signes de rachitisme, amaigrissement, état précaire mise alors au régime de pâtes, purées, bouillies, et envoyée à la campagne. Il en résulte une amélioration rapide, mais depuis un mois arrêt dans l'accroissement, perte d'appétit, poussée de température, apparition d'adénites cervicales ; cet état reste stationnaire en dépit de tous les traitements employés et l'enfant est alors envoyée à la Clinique de la plage d'Hyères. A l'arrivée, le 8 décembre 1910, enfant pâle et chétive, amaigrie avec adénites cervicales plus indiquée à gauche et nouures rachitiques costales, le ventre est un peu ballonné ; le foie paraît à peine hypertrophié ; il existe quelques ganglions cervicaux et, probablement, des ganglions trachéo-bronchiques ; le poids est de 12 kg. 300 ; la taille, de 92 cm. 1/2. On applique le traitement marin sous la forme suivante : bains de mer chauds tous les deux jours ; application, tous les soirs, de pansements humides aux eaux-mères.

**3 janvier 1911.** — On observe que l'enfant est déjà très améliorée malgré un léger embarras gastrique qu'elle a présenté ces jours-ci ; les ganglions cervicaux ont presque disparu, l'état général est excellent et le poids est de 13 kg. 210.

**31 janvier 1911.** — L'enfant quitte l'établissement très améliorée sinon guérie ; les ganglions sont à peine perceptibles comme de petits grains de mil ; le ventre est normal. L'accroissement pondéral a été de 1.700 grammes et l'accroissement de taille de 1 centimètre et demi. Le traitement n'a pas varié pendant toute la durée du séjour.

## Observation X

*Grosses adénites cervicales et sus-claviculaires. — Ulcérations multiples anciennes. — Etat général précaire. — Héliothérapie suivie de cure marine. — Guérison.*

R. A..., neuf ans, pas d'antécédents spéciaux, mais appartient à un milieu d'ouvriers miséreux et alcooliques. Entre le 10 mars à l'hôpital Renée-Sabran.

On relève de grosses adénites cervicales et sus-claviculaires plus marquées à gauche avec un empâtement diffus, englobant tous les ganglions. Au niveau de ces ganglions, on remarque des ulcérations atones et sanieuses de dimensions variables d'une pièce de 5o centimes à une pièce de 2 francs. Ces ulcérations siègent toutes sur les ganglions cervicaux des parties hautes du cou. Les bains de mer et pansements d'eaux-mères sont proscrits à cause des ulcérations. L'enfant est soumise à la cure solaire pure et intensive : bains de soleil généraux et locaux quotidiens de quatre à cinq heures de durée.

Au bout de trois mois de traitement, toutes les ulcérations sont cicatrisées et les ganglions sont très diminués de volume ; la cure marine peut alors être associée à la cure solaire sous la forme de bains de plage quotidiens.

L'enfant part au bout de six mois de séjour complètement guérie ; c'est à peine si la palpation décèle quelques ganglions petits et durs roulant sous les doigts comme des grains de mil. Les cicatrices des ulcérations sont lisses et ont presque l'aspect de la peau saine avoisinante. L'état général est excellent, l'accroissement pondéral a été de 3 kg. 2oo. L'enfant a pris, pendant son séjour, 63 bains de plage et 98 bains de soleil. Les résultats obtenus par l'association de ces deux méthodes sont tout à leur avantage et méritent de retenir l'attention.

## Observation XI

### *Adénites cervicales suppurées anciennes.*
### *Héliothérapie. — Cicatrisation.*

P. H..., neuf ans.

Père bien portant, mère rhumatisante.

Né à terme, nourri au biberon. Rien de particulier sauf muguet et amaigrissement à sept mois. A quatre ans, état un peu précaire, perte d'appétit, etc. Il y a deux ans, extraction de plusieurs molaires, abcès dentaire gingival, vomissements, amaigrissement. Apparition de ganglions cervicaux six mois après. Cure aux Salins-du-Jura (bains, douches, eaux-mères) en 1910 avec résultats médiocres : un ganglion déjà fluctuant s'y est ouvert, les autres ont plutôt augmenté de nombre et de volume, au dire du père. Cependant une amélioration passagère a suivi le retour de Salins. Depuis lors, entérite qui semble due à la suralimentation ; état général médiocre, poussées fébriles, suppurations de plusieurs ganglions.

A l'arrivée à l'Institut Marin, le 27 juillet 1911, on trouve un enfant pâle, d'un embonpoint moyen.

Rien au cœur, ni aux poumons.

Ganglions cervicaux de grosseur moyenne, à peu près exclusivement localisés du côté gauche, plusieurs cicatrices à ce niveau. Un ganglion ulcéré et bourgeonnant du même côté.

Ganglions axillaires bilatéraux

Ganglions inguinaux petits.

Héliothérapie progressive.

14 août. — L'état général est bon, les ganglions sont bien diminués. L'ulcération ganglionnaire du cou est presque tarie sous l'influence de l'héliothérapie. La fistule, après avoir beaucoup suppuré, s'est complètement fermée.

23 août. — Toute plaie étant guérie, on commence les bains de mer.

1$^{er}$ octobre. — L'enfant part: toutes les lésions sont cicatrisées, les ganglions non suppurés ont tous rétrocédé.

## OBSERVATION XII

*Adénites cervicales suppurées. — Héliothérapie.
Cicatrisation.*

Marie L..., sept ans.
Père tuberculeux, mère bien portante.
Arrivée, le 28 juin 1911, à l'hôpital Renée Sabran, pavillon 1.
L'enfant présente, de chaque côté, dans la région cervicale, une ulcération de la largeur de la paume de la main, suppurant abondamment. L'état général est mauvais, violentes céphalées.
Héliothérapie.
2 août. — On constate déjà une très grosse amélioration.
L'enfant part, le 15 septembre après 57 séances d'héliothérapie. Les deux plaies, considérablement réduites, sont à peu près sèches. Léger degré d'empâtement qui diminue progressivement. Bon état général.

## OBSERVATION XIII

*Polyadénite cervicale. — Applications d'eaux-mères.
Héliothérapie.*

Marie J..., quatorze ans.
Père tuberculeux, mère bien portante. Personnellement, bronchites à répétition.
L'enfant a fait un premier séjour à Giens, du 22 novembre 1910 au 25 mars 1911. Des applications d'eaux-mères sur la région du cou ont provoqué une notable amélioration.
L'enfant retourne à la Charité où on lui fait de la radiothérapie sans grands résultats.
On la renvoie à l'hôpital Renée-Sabran le 28 juin.

A son arrivée, elle présente une polyadénite cervicale double avec empâtement. Deux ganglions sont gros comme des œufs de pigeon.

Héliothérapie, bains de mer, applications d'eaux-mères.

L'enfant part, le 15 septembre, avant la fin de son séjour, parce que son père la réclame. Après 58 séances, les ganglions sont mobiles et gros comme des lentilles.


### Observation XIV

*Polyadénite cervicale. — Adénopathie trachéo-bronchique.
Cure marine. — Guérison.*

Louis G..., six ans.

Enfant d'une santé jusqu'à ce jour très délicate. Aspect de pâleur chloro-anémique. Toux continuelle.

Il entre, le 3 mai 1911, à l'hôpital Renée-Sabran, pavillon 2.

Il présente, avec une polyadénite cervicale, les signes physiques de l'adénopathie trachéo-bronchique.

Pendant son séjour, il prend 76 bains de mer. Il part le 15 septembre. Les ganglions sont très petits. La toux a disparu et on ne trouve pas de traces de l'adénopathie bronchique. Le poids a passé de 16 kg. 300 à 18 kg. 600, et cela dès le premier mois.


### Observation XV

*Adénites cervicales suppurées. — Héliothérapie.
Cicatrisation.*

Florentin C..., cinq ans.

Entré, le 16 mars 1911, à l'hôpital Renée-Sabran, pavillon 2.

Au départ, on constate que l'enfant a été très nettement amélioré par l'héliothérapie : nombreuses fistules fermées, affaissement très notable des tissus empâtés ; reste une fistulette vers l'angle droit du maxillaire inférieur.

## Observation XVI

*Adénites cervicales suppurées. — Héliothérapie.*
*Expérience comparative.*

Joseph G..., onze ans.

Adénites cervicales multiples, curettées le 8 février.

L'enfant arrive, le 28 février, à l'hôpital Renée-Sabran, pavillon 2.

On commence aussitôt l'héliothérapie sur le côté gauche seulement.

19 mars. — Le côté gauche insolé est cicatrisé. Le côté droit non insolé est en voie d'amélioration, mais présente encore une ulcération de la dimension d'une pièce de 1 franc.

Celle-ci, insolée à partir de ce moment, se cicatrise en dix à quinze jours.

Il ne semble pas que le traitement ait eu une action sur le volume des ganglions.

Il est pourtant des cas d'adénite où la cure hélio-marine est inefficace, comme l'atteste l'observation suivante que nous avons pu suivre à l'hôpital Renée-Sabran. Ce sont là des formes de *lymphome* qui doivent être traitées chirurgicalement.

## Observation XVII

*Adénite axillaire de forme lymphome.*
*Cure hélio-marine. — Résultat médiocre.*

Emilienne A..., onze ans.

L'enfant arrive, le 14 juin 1911, à Giens, avec quelques ganglions axillaires, dont un très volumineux semble une forme de lymphome. Un autre ganglion a laissé écouler un peu de pus.

Héliothérapie : 69 séances. Bains de mer : 42.

L'enfant part le 15 septembre. La périadénite a fondu et le ganlgion s'est bien isolé. Mais, en lui-même, le ganglion n'a pas diminué de volume.

C'est, en somme, un résultat médiocre où la cure héliomarine n'aura pas d'autre avantage que de préparer l'intervention.

**3. — La cure hélio-marine donne également des résultats surprenants dans les autres localisations externes franchement tuberculeuses.**

La *péritonite tuberculeuse* est susceptible de guérison par la cure hélio-marine surtout lorsqu'il s'agit de formes torpides et apyrétiques, telles que les formes à gâteaux bien localisées ou les ascites, dites essentielles, des jeunes filles. Par contre, on ne saurait agir avec assez de prudence en face des formes fébriles, des ascites, sous lesquelles on devine des poussées granuleuses souvent, avec, un retentissement pleural.

La *tuberculose génitale*, surtout chez l'homme lorsqu'il s'agit de lésions pas encore ramollies de l'épididyme, cède à la cure hélio-marine et aux applications locales d'eaux-mères. Lorsqu'une intervention sera devenue nécessaire, c'est encore à l'héliothérapie qu'il faudra demander la cicatrisation, cependant que la cure marine stimulera la nutrition générale. Il est bien entendu que le pronostic change s'il s'agit de lésions généralisées avec envahissement des voies urinaires. Pourtant on a vu des cystites guérir par l'héliothérapie, et la découverte à l'autopsie de tubercules fibreux dans le rein prouve que la tuberculose rénale peut guérir spontanément.

Bien plus remarquables sont les résultats obtenus par la cure marine et l'héliothérapie associées sur les *tuberculides*.

Le *lupus*, si souvent rebelle au raclage, à l'ablation et à la radiothérapie, donne par la cure solaire méditerranéenne l'énorme proportion de 88,9 pour 100 de guérison [1].

Il en est de même de la *gomme tuberculeuse* qui, à la période de crudité, cède aux applications d'eaux-mères, et qui, une fois ramollie et abcédée, se cicatrise après un nombre relativement restreint de séances d'héliothérapie.

OBSERVATION XVIII

*Gommes tuberculeuses de l'avant-bras, de la cuisse et de la jambe. — Localisations ostéo-articulaires multiples. — Héliothérapie. — Cure marine. — Cicatrisation parfaite.*

G... D..., dix-sept ans.

Mère morte, à vingt-neuf ans, d'affection inconnue. Père mort, à quarante-six ans, peut-être d'une péritonite (?). Un frère mort, à un mois, de convulsions. Une sœur de santé médiocre.

Personnellement, bonne santé jusqu'à treize ans. A cette époque, arthrite du poignet gauche, curettée à Lyon (D^r Vignard) et actuellement guérie.

A quinze ans, abcès du dos de la main, ponctionné plusieurs fois (D^r Vallas). Après une amélioration due à un séjour à Giens, il y a deux ans, apparurent successivement une ostéite d'un métatarsien, un abcès du coude, des gom-

---

1 Revillet, *le Traitement du lupus tuberculeux et des scrofules tuberculo-cutanées par l'héliothérapie* (Congrès interne de la tuberculose, 1906). — Vidal, *Du traitement du lupus ulcéré par l'héliothérapie.*

més cutanées de l'avant-bras, un abcès de la cuisse, une gomme de la jambe, **un spina.**

La malade arrive, le 28 avril 1911, à l'Institut Marin. On constate :

Au membre supérieur gauche :

Volumineux abcès du dos de la main, d'origine métacarpienne ;

Six gommes, réparties sur l'avant-bras, de la dimension moyenne d'une pièce de 5 francs, suppurantes et sanieuses ;

Un spina de l'annulaire, dont l'abcès évacué spontanément s'est fistulisé ;

Une fistule d'origine olécranienne.

Au membre inférieur gauche :

A la partie moyenne et postérieure de la cuisse, une volumineuse masse indurée, d'environ 8 à 10 centimètres de diamètre, qu'on mobilise et délimite parfaitement, n'intéressant que le tissu cellulo-cutané. L'aspect de cette lésion rappelle un large anthrax. Par trois fistules cratériformes s'écoule une sérosité grumeleuse et, à la pression profonde, on fait sortir un pus épais. Il s'agit vraisemblablement d'une gomme ramollie et infectée.

Sur le tiers supérieur de la crête tibiale, une gomme saignante, plus large qu'une pièce de 5 francs.

L'état général est mauvais. Température : 38 à 38°5. La malade tousse ; gros râles de bronchites. Teint cireux, facies bouffi. OEdèmes. Poids : 48 kg. 400.

30 avril. — On ponctionne l'abcès du dos de la main dans lequel on injecte de l'huile goménolée. On ordonne sur la cuisse des compresses d'eaux-mères quotidiennes et on commence l'héliothérapie.

10 mai. — Les ulcérations de l'avant-bras vont mieux : quelques-unes sont déjà presque cicatrisées. L'abcès du dos de la main ne s'est pas collecté à nouveau, car à chaque exposition au soleil, le pus s'élimine spontanément. L'ulcération de la région tibiale antérieure s'est rétrécie ; elle est maintenant du volume d'une pièce de 2 francs. L'abcès de

la cuisse non encore insolé est stationnaire. Partout les plaies ont meilleur aspect : au lieu des croûtes sanieuses, on a un tissu rouge vif avec un liséré d'épidermisation à la périphérie; les fistules sont détergées et s'affaissent.

20 mai. — Une période pluvieuse pendant laquelle on a dû suspendre l'héliothérapie coïncide avec une régression très nette de l'amélioration.

3o juin. — Grosse amélioration de toutes les lésions. L'abcès du dos de la main est réduit à l'état fistuleux, mais se vide toujours bien à chaque séance. Les diverses ulcérations sont en bonne voie. Le gros abcès de la face postérieure de la cuisse est à peu près tari ; la gangue fongueuse qui l'entourait a fondu. Bon état général.

20 juillet. — Toutes les lésions sont sèches sauf la fistule olécranienne qui suppure encore un peu.

20 août. — La fistulette du coude étant à peu près tarie, on commence les bains de mer.

3o septembre. — La fistule du coude est fermée, l'état général est excellent. Le poids est de 56 kg. 3oo, en augmentation de 8 kilogrammes.

6 octobre. — La malade part complètement guérie.

OBSERVATION XIX

*Lésions cutanées suspectes. — Héliothérapie.*<br>*Cicatrisation.*

Antoinette G..., onze ans.

L'enfant arrive à l'hôpital René-Sabran, pavillon 1, le 2 mars 1911, avec une excoriation aux deux talons de nature douteuse et rebelle à toute thérapeutique.

Comme on hésite entre tuberculose et syphilis, avant d'instituer le traitement spécifique, on essaie l'héliothérapie.

Après quinze jours d'insolation, la cicatrisation est complète.

On applique avec succès le même principe dans les *laryngites tuberculeuses*. Si la mer est formellement contre-indiquée chez ces malades, du moins pourront-ils, à une distance suffisante de la côte, pratiquer l'héliothérapie directe par un système de miroirs comme l'ont expérimenté Collet[1] et Gontier de la Roche[2].

Ce dernier a bien voulu nous communiquer, en même temps que le manuel opératoire que lui a suggéré son expérience spéciale, deux guérisons de laryngite tuberculeuse par l'héliothérapie : une forme bourgeonnante chez un homme de quarante et un ans et une forme ulcérée chez une jeune fille de vingt-quatre ans.

Enfin la guérison des *manifestations tuberculeuses multiples* est le triomphe de la cure hélio-marine dans cette série d'indications. Plusieurs des observations précédentes pourraient rentrer dans ce cadre, notamment les observations I et XVIII, mais aucune ne serait à cet égard plus suggestive que la suivante :

### Observation XX

*Localisations tuberculeuses ostéo-articulaires multiples.*
*Cure hélio-marine. — Guérison intégrale.*

R... P..., vingt mois.
Pas d'antécédents héréditaires ni personnels.
Début des accidents à l'âge de seize mois par plusieurs

---

[1] Collet, *Société des Sciences médicales de Lyon* (27 décembre 1905).

[2] Gontier de la Roche, l'Héliothérapie dans la tuberculose laryngée *(Société de Médecine du Var*, juin 1910).

localisations simultanées. L'enfant a fait alors un séjour de quatre mois au bord de la mer près de Marseille, mais sans résultat. A son retour, il a fallu lui immobiliser le genou gauche par un plâtre.

A son arrivée à l'Institut Marin d'Hyères-Plage, le 3 octobre 1910, on constate une tuméfaction du poignet droit, plusieurs spina-ventosa, une tuméfaction du genou gauche sous gouttière plâtrée, enfin une tuméfaction des deux malléoles. La rapidité de la généralisation fait craindre une méningite.

1er novembre — Il n'y a pas encore de modification très sensible ; l'état général est bon. On enlève le plâtre du genou gauche et on commence les bains d'eau de mer à 35 degrés.

12 novembre. — La tuméfaction du poignet a disparu, les spina sont à l'état d'hyperostose. Le genou droit est souple, il a seulement un très léger épaississement de la synoviale et la flexion paraît un peu limitée. Le cou-de-pied droit présente un œdème assez accentué. Le genou gauche est fléchi à 15 degrés environ et assez tuméfié; il peut se mettre en extension à peu près complète. Le cou-de-pied gauche offre un peu d'œdème.

20 novembre. — La flexion du genou gauche a augmenté et ne se réduit pas complètement. L'articulation est tuméfiée et douloureuse. On fait, sous anesthésie, un redressement qui détermine quelques craquements dans l'hyperostose et on applique une genouillère plâtrée. On supprime les bains de mer chauds et on commence l'héliothérapie. Désormais, après entraînement, l'enfant restera, chaque jour, plusieurs heures au soleil.

1er décembre. — Amélioration notable : l'enfant ne souffre plus, dort beaucoup mieux. Les raideurs des doigts disparaissent.

15 décembre. — Le poids s'est accru de 2 kilogrammes depuis l'arrivée, dont 900 grammes dans la dernière quinzaine.

6 janvier 1911. — L'index et le médius gauche sont encore tuméfiés ; à l'annulaire et au médius droits, l'hyperostose est très diminuée. Les articulations tibio-tarsiennes sont légèrement tuméfiées des deux côtés, cependant un peu plus à droite où l'extension est libre, mais la flexion un peu limitée. On enlève le plâtre du genou gauche et on le remplace par une simple gouttière : la tuméfaction est bien diminuée, les mouvements de flexion sont possibles, mais limités. On ordonne à nouveau les bains de mer chauds.

18 janvier. — Le genou droit est sec et indolore.

30 janvier. — Le genou gauche est encore tuméfié, mais indolore à la palpation et aux mouvements. La tibio-tarsienne gauche est sèche, la droite est encore tuméfiée.

3 mars. — Le poignet droit est complètement guéri ; les spina n'ont plus qu'un très léger degré d'hyperostose. Le genou droit est à peu près normal ainsi que le cou-de-pied droit. Le genou gauche et le cou-de-pied restent légèrement tuméfiés. Les mouvements du cou-de-pied sont complets.

L'extension du genou gauche s'arrête à un travers de doigt du plan du lit.

15 juin. — Excellent état général. Toutes les lésions sont sinon guéries, du moins très améliorées. Le poignet droit est sec. Le spina du médius droit seul reste un peu apparent, les autres ne sont plus sensibles. Le genou droit et la malléole droite ne présentent plus ni tuméfaction, ni douleur, ni limitation des mouvements. La malléole gauche seule reste un peu tuméfiée, mais les mouvements y sont complets et indolores. Enfin le genou gauche est sec et indolore. mais présente encore une très légère limitation de l'extension. La pigmentation de la peau est remarquable. On institue le bain de plage très court.

15 juillet. — Les lésions des poignets et des doigts sont complètement guéries ; il reste à peine un peu d'hyperostose des deux médius, les mouvements des poignets sont complets. Le genou et le cou-de-pied droit sont complètement

guéris avec tous leurs mouvements. Au cou-de-pied gauche, il reste un peu d'œdème autour de la malléole, mais les mouvements sont complets. Le genou gauche est sec, indolore ; son extension s'arrête à deux travers de doigt du plan du lit, la flexion atteint l'angle droit,

15 août. — Toujours très bon état. Le genou gauche est complètement sec, mais garde toujours un peu de limitation des mouvements. Les malléoles paraissent présenter encore un peu d'œdème et donnent des craquements à la mobilisation qui est complète.

1er septembre. — Il ne persiste plus qu'un peu d'œdème de la malléole gauche, un peu d'hyperostose des spina et un peu de limitation des mouvements du genou gauche.

30 septembre. — On ne trouve à peu près plus de traces des lésions; mais en essayant de faire marcher l'enfant, on s'aperçoit qu'elle présente du *genu valgum* à gauche.

15 octobre. — Le *genu valgum* est un peu corrigé. L'enfant est toujours au repos, mais si on la laissait marcher, elle le ferait à peu près correctement. Il n'y a plus qu'un léger œdème de la malléole gauche. L'état général est excellent : le poids est de 14 kg. 500 pour 11 kg. 200 à l'arrivée, il y a dix mois.

11 novembre. — Le genou gauche ne s'étend pas tout à fait complètement (à peine un travers de doigt). La flexion atteint 135°. Plus aucune déviation latérale ; mais le membre inférieur droit est plus long de 2 centimètres que le gauche (cette différence portant sur le fémur). Toutes les articulations sont guéries : on permet à l'enfant une heure de marche par jour.

4° — En vertu du même principe, sont susceptibles de la cure hélio-marine certaines lésions attribuées aujourd'hui à une **tuberculose inflammatoire** et celles dont l'ensemble constituait naguère, avec les adénites, la **scrofule infantile.**

Le *rhumatisme tuberculeux*, décrit par le professeur Poncet, vient en première ligne. Ce sont chez des individus, tuberculeux avérés ou seulement suspects, des localisations polyarticulaires qu'on eût pris jadis pour du rhumatisme articulaire chronique, des lésions, ordinairement symétriques, des synoviales articulaires et tendineuses, de forme sèche, plastique, hydropique, s'accompagnant de phénomènes douloureux et de craquements. Il n'est pas rare chez l'enfant, ainsi que l'atteste l'observation suivante.

OBSERVATION XXI

*Rhumatisme tuberculeux infantile. — Cure hélio-marine. Guérison.*

Albert F..., dix ans.

Père et mère en apparence bien portants.

Deux sœurs décédées d'affections inconnues.

L'enfant a eu, il y a cinq mois, une forte bronchite, suivie d'une entérite dont il n'est pas encore guéri.

C'est vers cette époque que sont apparus les phénomènes articulaires : douleurs et tuméfaction des deux genoux et du poignet gauche.

A son arrivée au bord de la mer, le 20 novembre 1910, on trouve ces articulations tuméfiées, plutôt empâtées que franchement fluctuantes. Les mouvements sont très réduits. Il n'y a pas de tendance aux mauvaises attitudes. L'état général est médiocre, le poids de 26 kilogrammes.

On ordonne les bains d'eau de mer chauds et l'héliothérapie. Au mois de mars, l'amélioration est notable. Les articulations sont sèches, les mouvements beaucoup plus libres. L'état général est bon, le poids de 31 kg. 900.

Au mois d'août, les poignets et les genoux sont complètement secs et parfaitement mobiles. L'état général est excellent,le poids de 32 kilogrammes.

Ne s'agirait-il pas aussi de rhumatisme tuberculeux dans ce cas de localisations ostéo-articulaires multiples dont nous avons suivi la guérison dans l'observation XX?

Nous eussions pu également citer la guérison d'un cas de rhumatisme diagnostiqué tuberculeux. Il s'agissait d'une jeune femme ovariotomisée deux ans auparavant pour une tuberculose annexielle et présentant depuis lors des manifestations articulaires et des troubles névropathiques. Aussi eut-on l'idée d'associer aux bains de mer chauds et à l'héliothérapie une cure d'ovarine. Le résultat fut remarquable et la malade, alitée depuis quatre mois, avec des cous-de-pied, des genoux et des poignets tuméfiés, pouvait remettre des bottines après six semaines et nous quittait à peu près guérie au bout de trois mois. Mais le caractère hybride de ce cas nous en interdit la publication.

Quant à la *tuberculose inflammatoire* vraie à laquelle se rattachent beaucoup de *scolioses* des adolescents, de *genu valgum* dits essentiels, de *pieds plats valgus douloureux*, c'est une des indications les plus nettes de la cure hélio-marine associée à une orthopédie appropriée. Le *rhumatisme déformant* lui-même est très amélioré par les bains d'eau de mer chaude.

C'est en relevant l'état général que la mer fait disparaître également le plus souvent la *scrofule oculaire* : *blépharites* ciliaires rebelles et *kératites* interstitielles d'origine strumeuse.

Quant à la *kérato-conjonctivite phlycténulaire*, dont les indications sont les mêmes, la photophobie qui l'accompagne rend le séjour au bord de la mer pénible à la période aiguë.

La cure marine est enfin le meilleur adjuvant du traitement local dans les *lésions cutanées mal définies* qui tiennent de l'herpès et de la scrofule : impétigo de la face, du cuir chevelu, du pourtour des narines et des oreilles qui, chez tant d'enfants, a tendance à la chronicité.

L'*eczéma infantile*, traité par l'injection de sérum isotonique à la dose de 3o centimètres cubes tous les deux ou trois jours, guérit dans 75 pour 1oo des cas[1].

5. — Les lésions scrofuleuses vraies nous amènent à parler des **affections des voies respiratoires supérieures**, auxquelles l'inflammation de l'anneau lymphatique de Waldeyer donne un caractère plus ou moins suspect.

Les *végétations adénoïdes* et l'*hypertrophie amygdalienne* seraient susceptibles de rétrocéder au bord de la mer. Mais il nous semble préférable de ne pas tenter cette chance par crainte, en cas d'amélioration, d'une récidive à peu près fatale. Après ablation au contraire, ces enfants retireront tout bénéfice d'un séjour au bord de la Méditerranée où, l'exercice sur la plage et la gymnastique respiratoire aidant, ils pourront amplifier leur jeu thoracique débarrassé désormais de tout obstacle.

[1] Variat et Quinton, Académie de médecine, 18 septembre 1907.

Dans les *rhinites hypertrophiques* on obtient de bons résultats par les lavages tièdes des fosses nasales avec des solutions d'eaux-mères à 25 pour 1.000[1] ou d'eau de mer à 33 pour 100[2]. Il faut noter pourtant que les complications du côté des oreilles sont une contre-indication formelle à ce mode de traitement.

L'*ozène* lui-même est rapidement amélioré et guérit souvent par la cure marine associée à la gymnastique respiratoire. Jaubert a vu céder, à l'hôpital Renée-Sabran, deux cas d'ozène anciens, l'un infantile que nous allons citer, l'autre adulte, rebelles aux thérapeutiques antérieures.

### OBSERVATION XXII
*Ozène. — Cure marine. — Guérison.*

Lucien A..., douze ans.

Enfant débilité présentant un ozène rebelle. En dernier lieu, on lui faisait sans aucun résultat des lavages à l'eau boriquée.

Il arrive à l'hôpital Renée-Sabran, pavillon 1, le 14 septembre 1910.

Ozène typique : haleine fétide, croûtes moulées, sensation de tiraillements.

Outre la cure d'aération marine, on institue des lavages quotidiens d'eau de mer. Les lavages ramènent des croûtes. Après deux mois, la désodorisation de l'haleine est parfaite. La sensation de tiraillement est supprimée. Les lavages ne ramènent plus de croûtes.

Au spéculum, la muqueuse est nette et propre.

Actuellement, on peut suspendre pendant huit jours les

[1] Claisse.
[2] de Champeaux.

lavages sans inconvénients, ce qui était impossible avec les lavages boriqués.

L'état général est très amélioré.

L'enfant part guéri le 15 décembre.

Enfin des lésions de moindre importance, comme le *coryza* et la *pharyngite* chroniques, se trouvent bien du séjour au bord de la mer contrairement aux *laryngites* qui y sont exaspérées.

6. — Les **tuberculeux pulmonaires ou pleuraux bien guéris** pourront profiter du séjour au bord de la Méditerranée mais à la condition que cette guérison ne soit pas apparente. Même chez d'anciens phtisiques dont les poumons paraissent avoir repris leur jeu normal, il faut être circonspect, car on voit de ces malades avoir une hémoptysie à leur arrivée sur la côte.

Par contre, les *pleurétiques guéris* qui n'ont gardé de leur épanchement que des adhérences et qui, d'autre part, n'ont pas de passé pulmonaire, retireront tout bénéfice d'une cure de gymnastique respiratoire au bord de la Méditerranée.

Quant aux *pleurésies purulentes* qui, une fois opérées, se fistulisent et deviennent des *empyèmes*, en donnant ces suppurations interminables dont la fin n'est souvent que la mort du malade, nous en avons vu guérir assez rapidement deux cas dans lesquels fut essayée l'héliothérapie.

Observation XXIII

*Fistule pleurale consécutive à un empyème de nécessité.*
*Costotomie. — Héliothérapie. — Guérison.*

Rose B..., quinze ans.

Pas d'antécédents héréditaires.

Antécédents personnels : pneumonie droite à dix ans. Pleurésie droite à douze ans et demi et empyème de nécessité consécutif qui s'est ouvert en deux endroits :

1° Dans le II⁰ espace intercostal droit, en avant, et à trois travers de doigt du sternum ;

2° A la base du thorax, dans le VII⁰ espace intercostal droit.

La première fistule se tarit, mais la seconde persistant, l'enfant entre à la Charité, salle Saint-René, le 25 avril 1910.

A l'examen, on constate un amaigrissement considérable, une hémiatrophie très marquée du thorax à droite, si bien que les deux parois antérieure et postérieure semblent soudées.

3 mai. — Intervention (Dʳ Vignard). On résèque cinq côtes sur une largeur de 6 centimètres environ. On arrive ainsi dans une vaste poche pleine de matière caséeuse qu'on draine.

L'enfant part pour Giens, le 20 décembre, avec plusieurs fistules et un drain suppurant abondamment.

On commence l'héliothérapie le 9 janvier 1911.

A noter que des lavages à l'eau de mer ont augmenté la suppuration ; on les cesse aussitôt.

Sous l'influence du soleil, la suppuration diminue, si bien qu'en août on peut enlever le drain.

Septembre. — La fistule suppure très peu.

Octobre. — Le pansement n'est plus taché que d'un peu de sérosité. L'enfant a subi 141 séances d'héliothérapie.

OBSERVATION XXIV

*Fistule pleurale. — Héliothérapie. — Guérison.*

H... G..., dix ans.

Pas d'antécédents héréditaires.

Personnellement, à l'âge de quatre ans, pleurésie ponctionnée, qui donne naissance à un empyème.

Nouvelle intervention (probablement costotomie.) Après cette opération, guérison temporaire, puis la suppuration reparut.

L'enfant arrive sur la côte au mois de septembre 1910. Sa fistule, qui se trouve dans le VIIe espace intercostal, suppure beaucoup. L'état général est médiocre.

1er juillet 1911. — On commence l'héliothérapie.

29 août. — La suppuration a diminué; la fistule tend à se fermer.

Octobre. — La fistule est fermée. Le poids s'est relevé, l'état général est grandement amélioré.

7. — Le travail de Denucé[1] a fixé d'une manière définitive l'action thérapeutique de la mer sur le **rachitisme.** De l'aveu de cet auteur, « le rachitisme guérirait mieux dans le Midi que dans le Nord ». Les résultats contrôlés par la radiographie, qu'a publiés Leroux de Banyuls, en sont une preuve et l'hôpital Renée-Sabran, encouragé par les succès obtenus vient d'achever son pavillon des rachitiques.

Il ne faut pas perdre de vue en effet que le rachitisme est un ralentissement de la nutrition générale, un

---

[1] Denucé, *Cure marine et Cure chlorurée sodique dans le rachitisme* (Congrès de Climatothérapie, 1908).

hypofonctionnement, et que le stimuler par un agent physique énergique, tout en l'abritant du froid humide dans un climat doux, c'est améliorer sa physiologie défectueuse.

On doit pourtant faire un choix dans les diverses formes de rachitisme. Les formes aiguës à marche consomptive ne sont guère améliorées. Pour le rachitisme tardif, la mer est un excellent adjuvant au redressement chirurgical ou orthopédique. Quant au rachitisme refroidi, surtout dans la première enfance, il est susceptible de voir à la mer ses déformations se corriger et même disparaître par le seul processus physiologique, ainsi que le prouve l'observation suivante :

OBSERVATION XXV

*Rachitisme. — Cure méditerranéenne intégrale
pendant trois ans. — Guérison.*

Emilie-Joséphine D..., quatre ans.

Aucun antécédent héréditaire.

Personnellement a eu la rougeole à l'âge de deux ans. Depuis cette époque, cette enfant, dont la croissance et le développement se faisaient dans de bonnes conditions a subi un arrêt. Son poids, après être redescendu est resté stationnaire, ses membres se sont incurvés..

Elle arrive à la mer en août 1905.

Enfant de type rachitique bien classique : gros ventre, grosse tête, petite taille.

Poids : 10 kilogrammes, taille 76 centimètres.

Mauvais état gastro-intestinal.

Etat général médiocre, mais, au dire des parents pourtant en voie d'amélioration.

Pas de ganglions. Rien au cœur, ni aux poumons.

Les membres sont tous incurvés ; la jambe gauche particulièrement présente une telle incurvation que le médecin traitant prévient la famille que cette déformation doit s'accentuer « si on n'intervient pas rapidement pour la redresser ».

On commence cependant par la cure marine seule. Aération, bains de mer chauds, repos. Cette cure suffisamment prolongée (3 ans) devait donner de tels résultats que le 5 septembre 1908, l'enfant quittait le Midi sans aucune déformation, en parfait état général avec un poids de 21 kilogrammes et une taille de 1 m. 03, soit un accroissement de 11 kilogrammes et de 27 centimètres, ce qui, étant donné l'âge, donne une proportion supérieure à la moyenne.

8. — Enfin, avec les **anémiques** de toutes sortes, nous entrons dans l'indication la plus nette et la plus étendue de la cure méditerranéenne. Que leur anémie soit symptomatique ou non, qu'il s'agisse de prétuberculeux, de chlorotiques, de surmenés physiques ou intellectuels, d'opérés, de traumatisés récents, de convalescents d'une maladie infectieuse, chez tous, l'appétit renaît, les fonctions digestives se rétablissent, le teint se colore et le poids augmente[1].

La chlorose des jeunes filles en particulier y est très rapidement améliorée, et souvent, dès le début de la cure, les époques s'établissent plus régulières et moins douloureuses.

Combien souvent aussi voit-on cesser chez les

---

[1] Nous ne citerons pas ici d'observations. Rien n'eut été plus banal que de suivre des accroissements de 10, 12 et même 15 kilogrammes en quelques mois, sans aucune suralimentation.

enfants, au bord de la mer, ce symptôme de faiblesse générale qu'est l'incontinence d'urine?

Il faut joindre aux anémiques vrais, tous les hérédi-taires, tous les prédisposés en général : enfants de parents tuberculeux, séniles, alcooliques, syphili-tiques, etc., et, aussi, ces enfants chétifs èt malingres, nés de parents surmenés, élevés dans un appartement confiné, mal aéré, jamais ensoleillé.

Leur naso-pharynx est obstrué par des végétations adénoïdes, leurs poumons atrophiés « font l'accordéon » dans un thorax étroit, leur musculature grêle dessine un squelette parfois rachitique, leur peau trop blanche laisse voir le réseau bleu des circulations complémen-taires. Psychiquement ce sont, malgré une intelli-gence anormalement développée, des inattentifs, des irréguliers au travail. Leur tube digestif fonctionne mal : ils n'ont jamais d'appétit; parfois ils font de la température par poussées. On ne peut rien déceler chez eux; à part quelquefois de petits ganglions sous-maxillaires, ils n'ont aucune localisation.

Et pourtant quel médecin voudrait, en conscience, exposer cette fragilité au brutal coup de fouet des plages brumeuses du Nord?

# CHAPITRE III

## LES CONTRE-INDICATIONS

On ne saurait appliquer à la Méditerranée le conseil que donne le professeur Robin à propos de l'Océan[1] :

« Quand vous aurez affaire à des enfants ou des adolescents avec des adénites molles, si peu douloureuses qu'elles soient à la pression, gardez-vous de les envoyer au bord de la mer. Pour quelques chances d'amélioration chez certains, on exposerait la plupart d'entre eux à cette complication qu'est la tuberculose aiguë, ou encore la méningite tuberculeuse qui survient fréquemment d'une façon subite et brutale chez les sujets nerveux, excitables et irritables, atteints jusque-là de simples adénopathies. »

Cette crainte peut sembler rationnelle si l'on songe qu'à Berck, malgré le triage fait parmi les enfants au départ de Paris et à l'arrivée à la mer, on a encore 1 cas pour 100 de méningite annuellement.

Il n'en saurait être ainsi sur la Méditerranée : l'hôpital Renée Sabran, à Giens, durant ces trois dernières années, n'a eu qu'un seul cas de méningite pour près de 1.800 enfants.

---

[1] A. Robin, *le Climat marin dans le traitement de la tuberculose.*

Il faut pourtant admettre comme une contre-indication aussi formelle à la Méditerranée qu'à l'Océan, les *tuberculoses pulmonaires, laryngées et pleurales en évolution*. D'ailleurs, après une période où l'on a voulu excepter les formes torpides, apyrétiques, tout le monde est aujourd'hui à peu près convaincu que ces malades ont plus à perdre qu'à gagner du voisinage immédiat de la mer. Il y a bien longtemps d'ailleurs que les médecins du Midi ont pris l'habitude de cantonner les tuberculeux pulmonaires dans les stations suffisamment distantes de la côte ou, pour les villes du littoral, dans les banlieues élevées soustraites à l'influence marine directe.

Cette vérité doit devenir un dogme de foi pour les hôpitaux ou cliniques qui traitent des tuberculeux chirurgicaux. Il ne faut pas oublier en effet que la curabilité de lésions locales est en raison directe de l'intégrité des poumons. On n'a donc pas le droit d'exposer ces malades à infecter leurs voies respiratoires par les bacilles que les phtisiques en parlant, toussant et crachant, disséminent dans leur entourage.

Il faut encore écarter soigneusement de la mer les *malades atteints de lésions tuberculeuses locales sans retentissement pulmonaire, mais qu'une longue suppuration a cachectisés*. Ce sont des pottiques, des coxalgiques, à vastes abcès, suppurant depuis des mois, parfois des années : bien que, sans lésions pulmonaires, ils ont de la fièvre, un mauvais état général, car la dégénérescence amyloïde a gagné tous les organes. Incapables de se défendre, ils ne peuvent faire les frais de l'adaptation climatique ; aussi, loin de les améliorer, le coup de fouet de la mer accroît leur suppuration et rapidement ils meurent de granulie ou de méningite.

Derrière ces deux formelles proscriptions on en peut ranger d'autres moins importantes. Telles sont les *laryngites chroniques*, qui s'exaspèrent au bord de la mer à l'encontre des pharyngites, le *rhumatisme articulaire aigu*, dont on risquerait de précipiter une crise, les *néphrites avec anasarque*, les *cardiopathies mal compensées*. Il ne faudrait pas écarter pourtant de la côte toute lésion bien tolérée ou des manifestations nerveuses, comme l'éréthisme cardiaque des jeunes femmes.

Le *nervosisme, en effet, n'est pas, contrairement à l'opinion si répandue dans le public, un obstacle à la cure marine,* du moins pour la Méditerranée. C'est une crainte souvent exprimée au médecin que celle de voir l'arrivée sur le littoral, s'accompagner de troubles nerveux, d'insomnie en particulier. Il est bien évident qu'un changement de climat ne s'effectue pas sans quelques phénomènes passagers qui traduisent l'adaptation. Mais ces symptômes, invisibles chez la plupart, se manifestent très rarement par des phénomènes nerveux. Au contraire, il est des insomniques qui ne dorment jamais si bien qu'à la mer et en général les nerveux, les hystériques mêmes, en retirent d'excellents effets. C'est d'ailleurs la conclusion que le professeur Régis formulait dans son rapport sur les neurasthéniques à la mer [1].

C'est en se basant sur le même préjugé que certains

[1] Régis, *Journal de médecine de Bordeaux*, 12 avril 1908.

proscrivent le voisinage de la mer dans l'*entérite*. Les entéritiques, disent-ils, sont des névropathes et comme tels doivent fuir la mer. Or nous venons d'apprendre d'une voix autorisée que les nerveux ont tout à gagner du séjour dans un climat marin, à plus forte raison lorsqu'il est atténué. Nous avons vu d'ailleurs des entérites graves guérir au bord de la mer et toujours nous avons constaté chez les athreptiques que la cure marine s'accompagnait d'une amélioration fonctionnelle de l'intestin.

On ne saurait assez répéter cependant que la mer, plus que tout autre agent physique, peut donner lieu à des accidents d'*anaphylaxie individuelle*. Il ne faudrait pas conclure à l'indication ou à la proscription de la cure marine suivant la maladie, avant d'avoir tâté la susceptibilité particulière du sujet.

Il est en effet, de loin en loin, certains malades, dont les cas semblaient rentrer dans les indications classiques : tuberculoses osseuses ou ganglionnaires, par exemple, qu'on voit s'accommoder mal de la mer, avoir des poussées fébriles, maigrir, en un mot manifester de l'intolérance climatique.

Il ne faudra pas alors, bien entendu, chercher à prolonger une expérience qui serait funeste, et ces malades doivent au plus tôt chercher à la plaine ou à la montagne des conditions plus favorables.

# CHAPITRE IV

## LA CURE MARINE

L'organisation de la cure marine comporte la mise en œuvre de l'influence thalassothérapique dans tous ses moyens d'action. Nous étudierons donc successivement l'aération marine, le bain de plage, le bain de mer chaud, les eaux-mères, réservant un chapitre particulier à l'adjuvant naturel de la cure marine : l'héliothérapie.

Nous laisserons délibérément de côté les injections de sérum marin connues sous le nom de méthode de Quinton : c'est là une question tout à fait à part qu'on ne saurait traiter en quelques lignes et qu'il convient de nommer, si l'on ne veut pas en faire une étude complète qui paraîtrait ici disproportionnée.

### § 1. — Aération marine.

Nous savons que l'élément principal de l'influence marine est l'air « plus dense, plus constant dans sa « température, asssaini par les vents et par les flots,

« chargé d'électricité et d'ozone, saturé d'un embrun
« salé et iodé, baigné de lumière [1] ».

Il en résulte que la cure marine s'exerce au maximum en pleine mer, puis dans les îles, surtout les
plus petites, et dans les presqu'îles, en d'autres termes,
dans tous les lieux qui sont soumis le plus possible à
l'action de la mer et qui ne participent que peu ou pas
aux inconvénients des terres. Malheureusement, ces
avantages mêmes constituent généralement des diffi-
cultés matérielles qui en rendent l'habitation difficile.

Quoi qu'il en soit, tout établissement marin doit
être installé le plus près possible de la mer, c'est-
à-dire sur la plage même, et il faut admettre que la
zone marine franche ne dépasse pas 200 mètres.
Encore ce chiffre doit-il être considérablement réduit
en présence d'une côte escarpée.

Les malades doivent vivre en tout temps, jour et
nuit, à l'air salin. Le jour, étendus sur le sable de la
plage, ils jouent, lisent, causent ; et les immobilisés
peuvent y être transportés sur des chariots. Les alités
eux-mêmes seront poussés sur les galeries et les
balcons qui doivent être le prolongement de toute
chambre. A ceux qui trouvent la plage monotone ou
craignent la reverbération de la lumière et de la chaleur, la côte méditerranéenne, offre à quelques pas de
la mer, l'abri de ses jardins.

La nuit, les chambres et dortoirs sont aérés par les
fenêtres ouvertes ou mieux par des impostes et des che-
minées d'appel.

---

[1] A. Robin, *le Climat marin dans le traitement de la tuberculose.*

## § 2. — Bain de plage.

Le bain de mer pris sur la plage ne renferme que des éléments stimulants. Par le refroidissement brusque et la réaction qui s'ensuit, par l'action percutante des lames, par l'immersion dans l'eau chlorurée sodique, le bain de mer est *excitant*. Les indications devront donc être plus restreintes que celles du climat marin seul. Pourtant, là encore, la Méditerranée est plus tolérable que l'Océan. Ses vagues sont moins brutales et surtout le refroidissement y est moins brusque. Aussi le bain, qui, à l'Océan, se prend à grand'peine pendant les mois d'été, juin, juillet, août et septembre, s'applique à la Méditerranée pendant l'année entière. Bien rares, en effet, sont les malades qu'on ne peut entraîner à dépasser[1] la période classique d'avril à novembre.

La *durée du bain* est très variable. Elle doit s'adapter à l'état du malade, à la température, à la saison, etc... Chez les débiles, et pour tout le monde en hiver, le bain doit être très court. Le baigneur se jette à l'eau, fait quelques mouvements pendant une minute environ, et ressort. Il sera sage, dans ces cas-là, de ne jamais dépasser cinq minutes.

En été, des individus vigoureux et entraînés pourront supporter quotidiennement dix à quinze minutes. Au delà d'un quart d'heure, il semble que le bénéfice du bain n'est pas augmenté, tandis que les chances de refroidissement deviennent plus grandes.

[1] Revillet, *le Traitement de la tuberculose infantile à l'asile Dollfus, à Cannes.*

Le bain, pour être efficace, doit être suivi d'une *réaction*. Chez les individus suffisamment vigoureux, quelques mouvements violents au sortir de l'eau ou une promenade suffisent à provoquer cet état de bien-être qui indique la réaction. D'autres, à la circulation périphérique ralentie, devront avoir recours à une friction énergique, à un bain de pied, à l'ingestion d'une boisson chaude. Certains débiles enfin n'aborderont la mer qu'après avoir pris la précaution d'absorber une boisson stimulante par exemple, quelques gorgées d'un vin alcoolisé : Madère, Banyuls.

Les *indications* du bain de mer en Méditerranée sont à peu près celles que nous avons décrites comme indications de la cure marine générale, c'est-à-dire dans les grandes lignes : tuberculoses osseuses et ganglionnaires, torpides ou en dehors de toute poussée aiguë : rachitisme, anémies, convalescence, etc.

Il y a pourtant quelques *contre-indications*. Ce sont d'abord les *tous jeunes enfants*. Au-dessous de trois ans, le refroidissement périphérique intense rend la réaction difficile et, de plus, la peur donne souvent lieu à des manifestations nerveuses.

On proscrira, bien entendu, *tous les fébricitants*. Il en sera de même pour les malades atteints de *lésions oculaires ou cutanées* et pour *les porteurs de fistules suppurantes*. Ces derniers s'infecteraient nécessairement et l'eau séjournant dans les abcès profonds fistulisés y fournirait un bouillon de culture aux microbes.

C'est sans doute pour la même raison que les *otitiques* ne peuvent supporter le bain de mer, l'oreille répondant anatomiquement à la définition d'un trajet fistuleux.

Il est enfin certains individus qui, sans indications apparentes d'intolérance ne peuvent supporter le bain de mer. Ceux-là ressentent, après le bain, un malaise général avec courbature, céphalée, anorexie, troubles gastriques et hépatiques, parfois des efflorescences cutanées, des frissons secondaires, de l'hyperthermie. Il faudra, dans ces cas d'intolérance individuelle, suspendre les bains, quitte à les reprendre prudemment pour s'assurer qu'il ne s'agit pas d'une susceptibilité passagère.

### § 3. — Bain de mer chaud.

Les bains d'eau de mer se donnent en piscines ou en baignoires. C'est encore un des avantages de la Méditerranée que de faciliter cette application spéciale, grâce à l'absence de marées.

Le bain de mer chaud se prend à 35 degrés. Il lui manque donc un des éléments excitants du bain de plage, le refroidissement. Aussi pourra-t-on, sans inconvénients, le prolonger jusqu'à vingt-cinq ou trente minutes.

Le bain d'eau de mer compense l'absence de cet agent stimulant par d'autres propriétés physiques et chimiques; il se rapproche en effet beaucoup du mode de traitement employé dans les stations thermales; tant par son action thérapeutique particulière, que par la possibilité d'en pratiquer une posologie assez précise.

L'eau de mer contient pour 100 grammes les substances suivantes :

| | | |
|---|---|---|
| Chlorure de sodium . . . . | 2 gr. | 9424 |
| — de magnésium . . . | 0 gr. | 3219 |
| Sulfate de magnésie . . . . | 0 gr. | 2477 |
| — de chaux. . . . . . | 0 gr. | 1357 |
| Bromure de sodium . . . . | 0 gr. | 0556 |
| Chlorure de potassium. . . . | 0 gr. | 0505 |
| Carbonate de chaux. . . . . | 0 gr. | 0114 |
| Oxyde de fer. . . . . . . | 0 gr. | 0003 |
| Eau . . . . . . . . . . | 96 gr. | 2345 |

Le chlorure de sodium exerce une *action sur la nutrition générale;* il exagère les échanges, activant ainsi le mouvement de désassimilation. C'est probablement par leur influence sur les nerfs périphériques que les solutions salines agissent sur les centres nerveux pour régulariser la nutrition en accroissant la consommation d'oxygène.

Lorsqu'on voudra joindre à ces effets une *action résolutive ou sédative,* il suffira d'ajouter au bain une certaine quantité d'eaux-mères.

Ce sera le cas, lorsqu'on voudra faire disparaître des exsudats, des adhérences, des reliquats inflammatoires, en général, ou bien lorsque l'eau de mer provoquera de l'éréthisme.

Les eaux chlorurées sodiques ont également une *action électro-chimique.* Elevy, le premier, constata dans une baignoire en bois isolée que ces eaux font dévier l'aiguille du galvanomètre, déviation beaucoup plus sensible lorsqu'on ajoute des eaux-mères.

Rappelons également que Curie et Laborde ont découvert aux gaz provenant de ces eaux un *pouvoir radio-actif* analogue à celui des rayons de Rœntgen.

D'autre part, A. Robin et Gauly ont expérimenté l'effet physiologique des bains, suivant leur teneur en chlorure de sodium. Voici les intéressantes conclusions qu'en a tirées A. Robin[1].

1° Bain au quart :

*a)* Il augmente de 3 pour 100 les échanges azotés de l'organisme, et active l'oxydation des déchets azotés de la désassimilation ;

*b)* Il diminue l'échange des matériaux organiques non azotés ;

*c)* Il diminue l'acide urique ;

*d)* Il augmente l'élimination des chlorures.

Ce bain sera réservé à ceux que nous avons appelés les scrofuleux maigres.

2° Bain demi-salé :

*a)* Il augmente de 12 pour 100 les échanges azotés et active de 0,9 pour 100 l'oxydation des déchets azotés de la désassimilation ;

*b)* Il augmente la formation et l'élimination de l'acide urique, d'où son action probable sur les échanges des tissus conjonctifs, collagènes ou fibreux.

Celui-ci est indiqué aux formes scrofuleuses torpides.

3° Bain entièrement salé :

*a)* Il active les échanges généraux de l'organisme et spécialement ceux des matières albuminoïdes, dont il accélère aussi l'oxydation, d'où diminution dans la formation de l'acide urique ;

[1] A. Robin, *Archives générales d'Hydrologie*.

*b)* Il diminue la désassimilation des organes riches en phosphore (os, nerfs).

C'est le bain des nutritions languissantes, des déchéances nerveuses, des intoxications.

Le bain de mer chaud a une indication spéciale en *gynécologie :* c'est un emménagogue et, par suractivité du système pelvien, il hâte la résolution des exsudats inflammatoires chroniques.

On ordonne les bains de mer chauds au début du traitement des *débiles,* des *nerveux,* de tous ceux chez qui on peut soupçonner les mauvais effets du refroidissement brusque.

En hiver, il est le seul permis à tout autre qu'aux individus suffisamment vigoureux et entraînés.

Les *petits enfants* au-dessous de trois ans et les *rachitiques* n'en prendront pas d'autres en quelque saison que ce soit.

Enfin, il est des cas de tuberculose inflammatoire, comme le *rhumatisme tuberculeux*, qu'on n'ose soumettre au froid et qui, au contraire, sont très améliorés par les bains d'eau de mer de 35 à 4o degrés.

Cependant, il faut retenir que le traitement chloruré sodique ne peut se doser comme un médicament ordinaire. Le médecin ne saurait ici se fier à des lois précises; mieux vaut procéder par tâtonnement et c'est alors une question de tact et d'observation personnelle.

## § 4. — Eaux-mères.

Les eaux-mères *(Mutter Lauge* des stations allemandes) sont constituées par le résidu des eaux salées lorsqu'on en a fait cristalliser le chlorure de sodium destiné à la consommation. Elles peuvent provenir de l'eau de mer, des sources chlorurées sodiques, des mines de sel gemme[1].

Dans les salins de la Méditerranée, les eaux de la mer séjournent d'abord dans les partènements extérieurs jusqu'à ce qu'elles atteignent 13 à 15 degrés Baumé. Elles passent, de là, dans les partènements intérieurs et, au moment où elles sont à 25 degrés Baumé, elles se rendent dans les tables salantes, où trois cristallisations successives les dépouillent de presque tout leur chlorure de sodium.

La première cristallisation, qui se produit entre 25 et 27 degrés, donne un sel très pur pesant en moyenne 100 kilogrammes par hectolitre.

Les eaux-mères qui restent déposent, entre 27 et 29 degrés, un sel ne pesant plus que 95 kilogrammes par hectolitre. Enfin, dans les dernières tables, de 29 à 32 degrés, s'effectue la troisième cristallisation, dont le sel ne pèse que 88 kilogrammes par hectolitre.

A partir de 32°5, on ne trouve plus qu'une minime proportion de chlorure de sodium; ce sont les eaux-mères proprement dites, dont l'industrie tire encore une série de combinaisons.

Nous donnons ci-après les analyses d'eaux-mères à 28, 30, 32, 35 degrés Baumé, ainsi qu'un tableau comparatif des principales sources chlorurées sodiques.

---

[1] Les renseignements techniques et la plupart des analyses contenus dans cet article sont dus à l'obligeance des services spéciaux de la Société A.-R. Péchiney et C$^{ie}$ que nous remercions vivement.

**Eaux-Mères de la Méditerranée** (pour 100 grammes).

| | Densité | Chlorure de Sodium | Chlorure de Magnésium | Sulfate de Magnésie | Sulfate de Chaux | Bromure de Sodium | Chlorure de Potassium |
|---|---|---|---|---|---|---|---|
| A 28° Baumé . | 1,242 | 22,323 | 2,442 | 1,871 | 0,171 | 0,432 | 0,405 |
| A 30° Baumé . | 1,264 | 16,830 | 10,041 | 6,231 | » | 1,161 | 1,449 |
| A 35° Baumé . | 1,321 | 12,105 | 14,796 | 8,676 | » | 1,545 | 2,497 |

On y remarquera la richesse des eaux-mères de la Méditerranée en bromure (jusqu'à 32 grammes par

| ÉLÉMENTS minéralisateurs | Biarritz Briscous | Salies de Béarn | Miserey Besançon | Salins du Jura | Bex (Suisse) | Kreuznach (Prusse) | Méditerranée (Salins d'Hyères) |
|---|---|---|---|---|---|---|---|
| Chlor. de sodium . . | 9,997 | 4,417 | 23,468 | 16,804 | 3,392 | 2,094 | 12,105 |
| — potassium . | 1,459 | 3,582 | 2,149 | » | 3,862 | 2,191 | 2,497 |
| — magnésium | 25,717 | 23,181 | 5,146 | 6,000 | 14,280 | 3,000 | 14,796 |
| — calcium. . | » | » | » | » | 4,039 | 23,030 | » |
| — lithium . . | 0,115 | 0,105 | » | » | » | » | » |
| Bromures . . . . | 1,021 | 1,031 | 0,225 | 0,284 | 0,065 | 0,077 | 1,545 |
| Iodures . . . . . | 0,001 | 0,001 | traces | traces | 0,008 | 0,001 | » |
| Sulfate de chaux . . | traces | » | 0,095 | » | » | » | 0,171 |
| — magnésie . | 0,903 | 1,505 | » | » | » | » | 8,676 |
| — soude . . | 1,065 | 1,781 | 1,202 | 2,206 | 3,549 | » | » |
| — potasse . | 1,524 | 2,183 | » | 6,558 | » | » | » |
| Totaux des résidus secs . . . . . | 41,804 | 37,788 | 32,286 | 31,853 | 29,249 | 30,234 | 39,780 |

litre). C'est, sans doute, à cela qu'il faut attribuer en grande partie leur action thérapeutique.

Quant aux iodures, aux sels de chaux, de fer, d'aluminc, etc., dont les stations thermales revendiquent des traces ou des quantités infinitésimales, on peut s'étonner de ne pas les voir figurer dans les analyses méditerranéennes.

Peut-être faut-il attribuer cette lacune à ce fait que les eaux-mères des salins n'ont été étudiées qu'au point de vue industriel et qu'aucune recherche thérapeutique n'a tenté d'y déceler la présence d'éléments qu'on n'avait aucun intérêt à isoler.

Il est à souhaiter que l'on sache bientôt à quelles combinaisons marines les algues demandent l'iode ; les crustacés, le calcium, et les poissons, le phosphore.

Quoi qu'il en soit, les effets thérapeutiques des eaux-mères méditerranéennes sont manifestes : leur action est, à la fois, *sédative* et *résolutive*.

Nous savons qu'en ajoutant une certaine quantité d'eaux-mères à un bain, on fait disparaître l'éréthisme que produisent souvent les eaux chlorurées sodiques ; d'autre part, le premier résultat des compresses locales d'eaux-mères, c'est d'être analgésiantes.

Leur action résolutive est encore plus remarquable et c'est sur l'*engorgement ganglionnaire* qu'elle atteint son maximum. Si l'on applique quotidiennement, pendant plusieurs heures, des compresses d'eaux-mères sur un ganglion au stade de crudité, on le voit rapidement diminuer et disparaître. La fonte se fait en deux temps : on assiste d'abord à la résorption de cette périadénite, que l'on a appelée la « gangue ganglionnaire » ; puis, le ganglion dur, devenu mobile et aisément perceptible, disparaît totalement à son tour.

Parmi de nombreux cas de guérison ainsi obtenue,

nous avons vu, chez une fillette, céder une polyadénite cervicale rebelle depuis quatre ans à tout traitement et notamment à trois saisons dans une de nos stations thermales chlorurées sodiques les plus réputées [1].

Les eaux-mères peuvent s'employer de la même façon dans d'autres lésions tuberculeuses facilement accessibles : *gommes* non encore ramollies, *épididymites*, *annexites*, etc. Mais cette méthode semble sans grands résultats sur les empâtements d'origine osseuse, les œdèmes profonds, qui sont le premier stade des abcès ossifluents.

Enfin, l'action résolutive des eaux-mères s'étend à des lésions chroniques banales plus particulièrement aux *reliquats inflammatoires* anciens. On conçoit l'importance de cette donnée en gynécologie. Sans avoir la prétention, comme certaine source chlorurée sodique de provoquer la disparition des fibromes utérins, on pourrait hâter la *résolution des exsudats, des adhérences, des périmétrites* en employant les eaux-mères pures en compresses abdominales ou, diluées, en bains, lavements et douches ascendantes.

Par analogie, nous avons vu appliquer avec succès les bains additionnés d'eaux-mères dans un cas de *prostatite* chronique.

Il en a été de même pour une *phlébite* dont l'œdème a disparu en deux ou trois jours par des compresses d'eaux-mères. C'est sans doute par le même mécanisme qu'a guéri le cas de prostatite que nous venons de citer, celle-ci étant interprétée comme une phlegmasie du plexus prostatique.

[1] V. Observation VII.

L'eau de mer (D = 3°6 Baumé) donne par évaporation
à 16° B. du sulfate de calcium, à 26-27° B. :

(1) Des eaux-mères qui donnent par évaporation graduelle jusqu'à 32°5 B. :

(2) Des eaux-mères qui, après évaporation à 35° B., fournissent :

(3) *(a)* Les sels mixtes; leur dissolution à 30° B. est refroidie à — 6°, après modification convenable de sa composition à l'aide de la solution 5 *(b)*. On obtient :

(3) *(b)* Une eau-mère qui, abandonnée pendant un hiver dans des réservoirs, se refroidit à + 12° et donne :

(4) *(a)* Du sulfate de soude cristallisé. Fondu dans son eau de cristallisation et mélangé avec 45 °/₀ de sels mixtes 2 *(a)* ou 7 *(b)*.

(4) *(b)* Une dissolution très impure de chlorure de magnésium qui retourne à la mer.

(6) *(a)* Sulfate de magnésium dont on emploie une partie pour la correction de 3 *(a)*.

(6) *(b)* Eaux-mères à 22° B. à froid ; ces eaux échauffées à l'aide de 7 *(b)* sont évaporées dans un four Porion à 34° B. (à chaud) ; après avoir été additionnées de la dissolution 8 *(b)* de chlorure de magnésium préalablement évaporée à 40° B.

Le sel anhydre se précipite ; on le turbine à chaud, et on obtient :

Ces eaux-mères donnent à chaud :

(5) *(a)* Du sulfate de sodium anhydre (thénardite).

(5) *(b)* Une dissolution de sels mixtes qu'on mélange et refroidit avec 3 *(a)*.

(7) *(a)* Les mixtes qu'on traite simultanément avec 3 *(a)* ou 4 *(a)*.

(7) *(b)* Des eaux-mères qui sont refroidies par l'eau-mère froide 6 *(b)* circulant dans un serpentin et donnent :

(8) *(a)* La carnallite brute à 20 °/₀ Kcl qu'on mélange avec l'eau-mère 10 *(b)* pour obtenir :

(8) *(b)* Des eaux-mères ; une partie retourne à la mer, l'autre est évaporée à 40° B. et mélangée avec 6 *(b)*.

(9) *(a)* Un produit intermédiaire contenant 40 °/₀ KCL. On le dédouble en l'agitant avec de l'eau pure et on obtient :

(9) *(b)* Des eaux-mères contenant beaucoup de $MgCl^2$, peu de KCl; on les évapore dans le four Porion avec 6 *(b)*.

(10) *(a)* Du chlorure de potassium à 65-82 °/₀₀ KCL.

(10) *(b)* Une eau-mère qui sert à commencer le dédoublement de 8 *(a)*.

Le lavage des plaies et fistules tuberculeuses par les eaux-mères, n'a pas donné, il faut l'avouer, les résultats satisfaisants qu'on espérait. Dans les fistules, on voit redoubler la suppuration et la suite montre qu'il ne s'agit pas là d'une « suppuration de bon aloi ». Quant aux plaies on est loin de ce qu'on peut en obtenir par l'héliothérapie.

Les eaux-mères s'appliquent localement en compresses tièdes recouvertes d'une toile imperméable, comme un pansement humide ordinaire. On peut sans inconvénient laisser ces compresses en place plusieurs heures ; le mieux est de les appliquer le soir pour les enlever le matin.

Il n'existe pas d'indication thérapeutique spéciale pour employer des eaux-mères à un degré de concentration plutôt qu'à un autre. Pourtant il semble intéressant de laisser ces eaux s'évaporer dans des bassins abrités de la pluie pour arriver à une concentration qui, plus élevée, doit donner des résultats plus énergiques.

Un des avantages de la médication par les eaux-mères c'est de pouvoir s'appliquer à distance. En effet, lorsque la cure marine intégrale est impossible, on peut employer à domicile des eaux-mères expédiées de leur lieu d'origine. Hâtons-nous de dire cependant que ce n'est là qu'un pis aller indiqué dans les cas d'impossibilité absolue.

# CHAPITRE V

## LA CURE SOLAIRE

L'héliothérapie est une pratique des plus anciennes. L'héliosis ou l'arénaria *(arena*, sable) des Grecs, le solarium des Romains n'étaient pas autre chose que notre moderne bain de soleil.

Sans vouloir remonter si loin nous trouvons au xviiie siècle quelques travaux sur la thérapeutique par la lumière solaire.

La Peyre et Le Comte, en 1776, présentèrent à la Société Royale de Médecine quelques ulcères . et cancers (?) guéris par la lumière solaire renforcée au moyen de lentilles[1]. En 1799, la thèse de Bertrand mettait au point « l'influence de la lumière sur les êtres organisés ».

La cure solaire ne cessait dès lors d'être pratiquée en France et vers 1850, Turck en donnait une remarquable étude. C'est plus tard, en 1855, que celui qui passe en Allemagne pour le promoteur de cette méthode, l'empirique Rikli, fondait un établissement de physiothérapie où il appliquait les bains d'air, de lumière et de soleil. Il est juste de dire que la cure solaire, malgré la vogue

---

[1] Mac-Auliffe, *la Thérapeutique physique d'autrefois.*

qu'elle eut en Allemagne, y resta longtemps dans le domaine de l'empirisme, et c'est depuis quelques années seulement qu'on s'est mis à en systématiser l'application.

Les travaux de l'école allemande, à la suite du Danois Finsen, avec Maag[1], Lenckei[2], Busck[3], Wiesner[4] firent connaître la pénétration des rayons lumineux et leur action sur l'organisme et les germes pathogènes. Mais c'est à la clinique française que revient la priorité de l'application solaire dans les affections virulentes, avec les chirurgiens lyonnais Ollier et Poncet. Celui-ci surtout insista sur la guérison d'arthrites tuberculeuses, de plaies torpides, de localisations bacillaires diverses par le bain de soleil prolongé[5].

Revillet, de Cannes, a publié la guérison rapide, par l'héliothérapie de trois cas de vastes résections osseuses pratiquées à la suite de traumatismes graves par le professeur Poncet[6]. Sous la direction de ce maître éminent, deux thèses étaient soutenues sur la même question devant la Faculté de Lyon[7].

[1] Maag, Uber den Einflus des Lichtes auf den Menschen, etc. (*Correspondenzblatt*, 1903, n° 18).

[2] Lenckei, Uber die Durchdringunsfähigkeit der blauen und gelben Strahlen durch tierische gewebe (*Zeitschrift für physikaliche therapie*, Bd. X., Heft 3).

[3] Busck, Beitrag zu den Untersuchungen über die Durchstrahlungsmöglichkeit des Korpers (*Mitteilungen aüs Finsens Medic. Licht-Institut*, Heft 4).

[4] Wiesner, die Wirkung des Sonnenlichtes auf pathogene Bakterien (*Archiv für Hygiene*, 1907).

[5] Poncet et Mailland, *Rhumatisme tuberculeux*.

[6] Revillet, *Effets curatifs du climat marin méditerranéen et de l'héliothérapie locale dans trois cas de vastes résections osseuses*, 1904.

[7] Milloz, *De l'héliothérapie locale comme traitement des tubercu-

Ces premiers essais en France furent naturellement appliqués dans la région la plus lumineuse de notre pays, — c'est nommer le Midi — par Vidal[1] et Jaubert[2] à Hyères, Bourcart et Revillet[3] à Cannes, Borriglione[4], Grinda[5] et Malgat[6] à Nice, Chiaïs[7] à Menton, Monteuuis[8] à Sylvabelle, Reboul[9] à Nîmes.

Cet exemple rendit jaloux les médecins suisses, et Bernhard[10], à Samaden en 1900, Rollier[11], à Leysin en 1903 commencèrent à défaut de la cure marine, à distribuer le soleil aussi largement que le permet le climat d'altitude.

Leurs résultats, d'ailleurs remarquables, largement publiés ont pu faire croire à certains que la Suisse avait, avec l'altitude, le monopole du soleil.

loses articulaires, Lyon, 1899. — Orticoni, De l'héliothérapie, application médico-chirurgicale, Lyon, 1902.

[1] Vidal, Du traitement du lupus ulcéré par l'héliothérapie (Congrès international de la tuberculose, 1905).

[2] Jaubert, De l'héliothérapie dans le traitement des plaies atones (Lyon Médical, juillet 1910).

[3] Revillet, le Traitement du lupus tuberculeux et des scrofulo-tuberculoses par l'héliothérapie (Congrès intern. de la tuberculose, 1905).

[4] Borriglione, Traitement des tuberculoses chirurgicales par l'héliothérapie sur le littoral méditerranéen, 1906.

[5] Grinda, Bulletin et Mémoire de la Société des Médecins de Nice, 1905.

[6] Malgat, Cure solaire de la tuberculose pulmonaire, 1903.

[7] Chiaïs, Des cures solaires directes.

[8] Monteuuis, les Bains d'air, de lumière et de soleil dans le traitement des maladies chroniques, 1904.

[9] Reboul, Héliothérapie et tuberculoses externes (Congrès int., 1905).

[10] Bernhard, Therapeutische Verwendung des Sonnenlichts in der Chirurgie (Korrespondenzblatt für Schweizer Aerzte, 1904).

[11] Rollier, Verhandlungen des zentralvereins (Korrespondenzblatt für Schweizer Aerzte, 1904).

## § 1. — Effets physiologiques.

On peut envisager l'action de la lumière solaire comme double : elle est *bactéricide* et *tonique*.

Depuis les travaux de Duclaux, Pansini, Arloing, Roux, Lesieur et Legrand [1], nous connaissons l'action bactéricide de la lumière solaire. Les microbes ont été étudiés isolément et nous savons quelle est la résistance de chacun d'eux. Celui qui nous intéresse particulièrement, le bacille de Koch, meurt en cinq ou six jours d'un éclairage moyen, tandis qu'il survit vingt-deux jours à l'abri de la lumière. Par insolation directe on le tue en deux heures en culture sur bouillon glycériné, en une demi-heure s'il est desséché sur une lame de verre. La puissance de la toxine elle-même est atténuée progressivement, grâce à l'oxydation, par l'oxygène de l'air sous l'influence du soleil.

Tous les rayons solaires n'ont pas le même pouvoir. Les rayons lumineux (jaunes) et surtout les rayons chimiques (bleus, violets, ultra-violets) sont bactéricides, tandis que les rayons calorifiques (rouges et infra-rouges) semblent favoriser le développement des microbes. Constatons en passant, avec le professeur Robin, l'importance de cette donnée dans la cure méditerranéenne. L'écran bleu de la mer absorbe les rayons rouges et réfléchit les rayons jaunes, bleus et violets seuls utiles. C'est donc doser la lumière par un

---

[1] Ch. Lesieur et A. Legrand, Action de la lumière sur les bactéries *Province Médicale*, février 1907).

gigantesque prisme que faire de l'héliothérapie au bord de la mer.

L'action tonique du soleil est multiple. Elle s'exerce d'abord sur la peau par l'excitation vaso-dilatatrice ; il en résulte une congestion qui, semblable à la méthode de Bier, favorise la phagocytose, mais activement et non plus passivement.

Cette excitation des terminaisons nerveuses cutanées aide également au rôle éliminateur de la peau, rôle trop facilement méconnu.

Par ses rayons obscurs dont l'importance radio-active est encore mal connue, le soleil est uneso urce d'énergie par surcroît d'activité de l'organisme entier et particulièrement par augmentation des oxydations. Moleschott a, en effet, démontré que sous son influence, la quantité d'acide carbonique formé s'accroît de 15 pour 100.

Cette suractivité nutritive et fonctionnelle serait due, pour Carnot, à l'absorption des vibrations moléculaires de la lumière par les lipochromes ou cellules pigmentaires. Celles-ci appartiennent, les unes au système cutané, les autres au sérum sanguin. Les premières fixent dans la peau la pigmentation brune qui accompagne la cure solaire. Quant aux secondes, elles diffuseraient dans l'organisme l'énergie radio-active du soleil.

On expliquerait ainsi cette constatation qu'ont faite tous ceux qui ont expérimenté la cure solaire, à savoir que le pronostic est en raison directe de la précocité et de l'intensité de la pigmentation. Et, ainsi encore, serait vérifié ce préjugé que les blonds, pauvres en pigment, guérissent moins facilement que les bruns.

### § **2**. — **Indications**.

A la double action bactéricide et tonique de la lumière solaire correspondent deux séries d'indications. On soumet à l'action antiseptique les malades porteurs de *lésions tuberculeuses suppurées :* vastes plaies, abcès osseux et articulaires large ouverts ou fistulisés, adénites suppurantes, lésions cutanées (gommes tuberculeuses ou lupus), anciens reliquats inflammatoires et aussi de certaines *plaies atones* non spécifiques, comme l'ulcère variqueux.

Dans ces cas — on ne saurait assez le dire — les résultats sont surprenants. Ces malades arrivent avec de volumineuses collections, des fistules aux bourgeons blafards, des plaies de mauvais aspect, suintantes et couvertes de croûtes, des abcès dont le pus s'élimine en abondance par des « pommes d'arrosoir ».

Lorsque, après un entraînement progressif, on arrive au bout de quelques jours au total minime de huit à dix heures d'insolation, ces malades sont déjà méconnaissables. Quelques plaies superficielles sont déjà cicatrisées, les autres sont entourées d'un liséré d'épidermisation nouvelle qui gagne chaque jour du terrain. Partout les lésions ont meilleur aspect ; au lieu des chairs pâles et des croûtes sanieuses, on a un tissu rouge vif de bon aloi et les fistules se détergent et s'affaissent. Les clapiers n'existent plus, car — phénomène curieux — à chaque séance les fistules s'ouvrent après quelques minutes d'insolation et spontanément des grumeaux, des débris sphacélés, des séquestres osseux, et même des ganglions entiers, énucléés hors de leur coque fibreuse, s'éliminent avec le pus sans aucune douleur.

Le *lupus* lui-même, si rebelle à toute thérapeutique, guérit par la cure solaire suffisamment prolongée [1]. D'ailleurs, le lupus est inconnu dans les pays tropicaux, tandis qu'il abonde dans les pays froids.

Quant aux *collections tuberculeuses fermées*, lorsqu'elles sont au début, sous forme d'empâtement, d'œdème profond, elles disparaissent complètement et en peu de temps sous l'influence du soleil. Mais, lorsque la fluctuation est nette, lorsqu'on peut affirmer qu'il y a du pus, la cure solaire semble au contraire hâter le moment où l'abcès vient à la peau et il faut l'évacuer, quitte à le voir guérir ensuite très rapidement en continuant l'insolation.

En *gynécologie*, on a noté la résolution d'exsudats inflammatoires péri-métro-annexiels de nature banale, après deux mois de cure solaire [2].

C'est à la fois à l'action hyperhémique et à l'action bactéricide directe qu'il faut attribuer la guérison par l'héliothérapie des *plaies atones* à évolution indéfinie. Jaubert a obtenu des guérisons définitives dans trois cas d'ulcères variqueux rebelles [3].

A l'action tonique, ou peut-être bactéricide par radiation, de la lumière solaire, répondent les *tuberculoses*

[1] Vidal, *Du traitement du lupus ulcéré par l'héliothérapie.*

[2] Badin, *la Clinique*, avril 1910.

[3] Jaubert, De l'héliothérapie dans le traitement des plaies atones *(Lyon Médical*, 10 juillet 1910).

*ostéo-articulaires sans abcès*, le *lymphatisme*, la *pré-tuberculose*, les *anémies* de toute nature, etc.

Mais l'insolation n'est pas seulement un stimulant général, elle est aussi *analgésiante* et *réductrice*, en même temps qu'elle sauvegarde l'*intégrité des fonctions* musculaires et articulaires.

La disparition de la douleur est le premier symptôme que constatent les malades insolés. Des coxalgies, des maux de Pott, des arthrites diverses, présentant des contractures douloureuses à peine améliorées par l'immobilisation, se sentent, après chaque séance d'insolation, soulagées comme par une application de pointes de feu. Au bout de quelque temps, la disparition de la douleur est complète.

La répercussion sur l'état général est aussi manifeste. Ces malades à la peau bronzée, toujours nus, deviennent peu sensibles au refroidissement; leur température est vite normale, l'appétit est excellent ainsi que le fonctionnement digestif, le poids se relève. Les tissus de ces malades n'ont rien de l'aspect atrophié et misérable que présentent les chairs qui ont macéré longtemps sous le plâtre. Ils n'ont pas davantage la bouffissure des scrofuleux qu'on est obligé de suralimenter pour les maintenir durant les longs mois de séquestration hivernale.

Leur musculature est riche, sans adiposité, et, au-dessous de la peau, on ne trouve, après la guérison, plus de traces des lésions, pas de fongosités, pas d'œdèmes; tout est souple.

Aussi guérissent-ils sans atrophies, et, ce qui est encore mieux, presque toujours sans ankyloses.

D'anciens coxalgiques, ayant même présenté des abcès fistulisés, marchent sans claudication apparente. Bien plus, des articulations déjà ankylosées voient parfois, après quelque temps de cure solaire, leur état fonctionnel redevenir normal.

La radiographie a constaté, en effet, la réparation de cavernes osseuses chez des malades insolés, et, par des clichés successifs, on assiste à la réfection surprenante d'un métacarpien après un spina ou d'une tête fémorale après une coxalgie.

### § 3. — **Mode d'application.**

L'héliothérapie doit se pratiquer sans interposition de verres. Il faut se rappeler que les vitres de nos fenêtres arrêtent les rayons ultra-violets, que seul le quartz laisserait passer.

C'est donc sur une terrasse ouverte que les malades doivent prendre leurs bains de soleil. L'installation la plus simple consiste à pousser les lits sur des galeries édifiées devant les chambres ou dortoirs exposés au midi. Ces galeries devront être fermées sur les côtés pour être abritées des courants d'air. Une excellente pratique consiste à utiliser également, au moyen d'un ascenseur, les terrasses à l'italienne qui couvrent un grand nombre des maisons du Midi et sur lesquelles une installation de boxes permet l'isolement des malades.

On doit arriver à insoler le corps entier complètement déshabillé. Conserver des vêtements sur une région, c'est la soustraire à la lumière et au bain d'air rafraîchissant et l'exposer, par la transpiration, à un bain de vapeur aussi désagréable et nuisible que le bain de soleil est salutaire et reposant.

L'entraînement sera néanmoins pratiqué avec beaucoup de prudence. Il faut éviter l'érythème solaire et les dermites bulleuses, autant que les troubles nerveux et cardiaques qu'ont constatés les médecins allemands dans des installations empiriques où l'on abusait du bain de soleil.

Le sujet, à son arrivée, doit se reposer quelques jours pour s'acclimater à son nouveau milieu. Ceci fait, on expose une première fois la région malade pendant cinq à dix minutes. Le lendemain on recommence, puis on découvre la région avoisinante pendant également cinq à dix minutes. Le surlendemain, on étend l'insolation à une troisième région pendant le même laps de temps, et ainsi on arrive peu à peu à insoler le corps entier. Dès qu'apparaît la pigmentation, il n'est plus d'accident possible et le malade doit, du matin au soir, vivre nu au soleil.

Au début, il est bon de protéger la tête et les épaules par un écran. Après entraînement, un chapeau suffit, et même bien des malades ont la tête nue, ce qui, le corps étant également nu, n'offre aucun inconvénient.

Les suppurations locales, les adénites en particulier, se trouveront bien d'un coup de curette, pour les débarrasser des sanies et présenter au soleil des tissus de meilleur aspect.

Les malades immobilisés pratiqueront la cure solaire sur leurs lits, en ne faisant appel aux plâtres que dans les cas indispensables. Les coxalgies seront mises en traction. Les maux de Pott seront exposés, sanglés ou mieux couchés à plat ventre, les coudes reposant sur le plan du lit et le thorax appuyé sur un coussin. Leur colonne vertébrale en lordose forcée, se met ainsi en extension et supprime le contact des surfaces vertébrales ulcérées. Les arthrites diverses sont laissées simplement au soleil, et, s'il y a tendance à des attitudes vicieuses, on recourra, lorsque ce sera possible, aux tractions.

Pour les malades ingambes, la cure solaire doit en général exiger le repos non seulement physique, mais intellectuel. Il faudra surtout en proscrire la lecture qui est une cause de congestion cérébrale. Si, en hiver, on peut permettre un exercice modéré, surtout aux enfants, qui supportent difficilement l'immobilité, en été, au contraire, on ne saurait trop observer le repos ; il sera même bon de suspendre alors la cure aux heures chaudes de la journée.

Il faut retenir en résumé que l'héliothérapie est le meilleur adjuvant dans la cure des tuberculoses chirurgicales. Son action est directement microbicide à la surface et probablement aussi à travers les tissus par radio-activité. Indirectement, le soleil aide à la phagocytose par hyperhémie et stimule l'état général par la diffusion des pigments. Ainsi s'expliquent les bons résultats, tant immédiats que fonctionnels, qu'on en retire.

# CHAPITRE VI

## ORGANISATION ET VALEUR DE LA CURE

Laissant de côté l'aération marine, dont profitent indistinctement tous ceux qui vivent sur la plage, ainsi que les applications d'eaux-mères dont nous connaissons les indications spéciales, il nous reste, à la base de la cure hélio-marine, le bain et l'héliothérapie continue.

A l'héliothérapie seule nous soumettrons les porteurs de lésions ouvertes que le bain infecterait. Mais, à part ceux-là, nous ferons bénéficier du bain et du soleil tous nos malades. Les uns, rachitiques ou petits enfants, prendront le bain dans leur baignoire chauffée. L'immense majorité des autres, scrofuleux, anémiques, convalescents, etc., profitera en toute saison du bain de plage. Tous, sans exception, seront exposés au soleil et, à part l'heure des bains, vivront nus à sa lumière, quel que soit leur âge, quelles que soient leurs lésions.

La Méditerranée seule permet le bain de plage en toute saison, grâce à la température relativement élevée de ses eaux, grâce surtout à la douceur de l'air ambiant. Les médecins qui, le long de la côte, entraînent leurs malades à se baigner durant l'hiver, n'ont jamais constaté d'accidents *a frigore*.

Quant au soleil, nous savons que sa lumière y est plus intense qu'ailleurs. Le Midi ignore la « vase atmosphérique » qu'on reproche à juste titre au climat de plaine : la netteté des horizons et l'éclat bleu du ciel l'attestent. Il ne connaît pas davantage la tenace mer de brouillards qu'ont essuyée tous ceux qui ont goûté de l'altitude. Il en va de même pour les jours de pluie dont le petit nombre permet une insolation à peu près continue.

Mais le soleil, s'il est un merveilleux adjuvant de la cure, n'est que cela. Faire de l'héliothérapie en ville sur le toit d'un hôpital ou devant une fenêtre ouverte, c'est sûrement mieux que de s'étioler entre quatre murs, mais cela ne suffit pas pour se mettre dans les meilleures conditions de résistance.

Nous savons qu'en matière de tuberculose, surtout externe, ce qu'il faut viser c'est la réfection du terrain. Si l'intervention du chirurgien n'est pas nécessaire, c'est seulement ainsi qu'on guérira ces malades. Après une intervention inévitable c'est encore à l'état général qu'il faudra faire appel.

Le soleil est-il suffisant pour stimuler, à lui seul, la nutrition générale ?

Il semble évident que pour arriver à ce but l'héliothérapie doive s'associer aux meilleures conditions climatériques. C'est alors que s'impose le parallèle entre la mer et la montagne.

Jusqu'à présent le partage semblait définitivement établi : les tuberculeux pulmonaires à la montagne, les autres à la mer, c'était la formule classique. Puis vint l'héliothérapie et avec elle s'éveilla la cure d'altitude des tuberculoses chirurgicales.

On a d'abord prétendu que le soleil était plus intense à la montagne qu'à la mer. Mais d'après les dernières expériences [1] les effets de l'insolation sont à peu près les mêmes au bord de la mer qu'à l'altitude, la raréfaction de l'air en montagne étant compensée sur les côtes par la lumière réfléchie. Nous savons, d'autre part que le nombre des jours de soleil sur le littoral méditerranéen est bien supérieur au total fourni par la montagne.

L'héliothérapie ainsi mise à part, il nous reste à comparer l'action stimulante de la mer et de l'altitude sur la nutrition générale.

Dans un récent article, notre ami Robert Rendu [2] a tenté ce parallèle. Après avoir constaté que les enfants envoyés à l'hôpital Renée-Sabran accroissaient leur poids, en trois mois, du double de ce qu'ils devaient prendre normalement, il a tiré ces conclusions inattendues que la cure marine n'agissait que passagèrement à la façon d'un « coup de fouet » et que les malades médicaux auraient plus à gagner d'un séjour plus court à la montagne.

Nous objecterons d'abord à cette étude qu'il est difficile d'appuyer des conclusions générales sur des résultats pondéraux. On voit des malades prendre du

---

[1] Von Schoëter, *Conférence internationale de la Tuberculose*, Bruxelles, 1910.

[2] Robert Rendu, Résultats pondéraux de la cure marine de Giens *(Société Médicale des Hôpitaux de Lyon*, 16 mai 1911).

poids, cependant que leurs lésions sont stationnaires ou évoluent : ce sont ces malades qui, au retour du sanatorium, présentent sans amélioration, une bouffissure généralisée qu'ils ont payée de leurs reins et de leur foie.

L'argument du « coup de fouet » serait plus sérieux, s'il était, en thèse générale, poussé aux limites qu'indiquent les courbes publiées par Rendu. Pour lui, les malades auraient acquis, au bout de six semaines à deux mois, tout le bon résultat qu'ils peuvent attendre de la cure marine.

C'est peut-être vrai à l'hôpital, il ne saurait en être ainsi partout. Les praticiens savent tous qu'il y a malheureusement deux pathologies : celle qu'on voit à l'hôpital et celle des gens qui ont les moyens de faire une cure. A l'hôpital Renée-Sabran arrivent des enfants en état de misère physiologique ; du jour au lendemain ils échangent le taudis sombre et sale, le climat humide, la nourriture plus que défectueuse contre un ciel riant, une habitation salubre, une table copieuse, tout cela dans un des plus beaux cadres qui se puissent voir. Comme on s'explique bien alors l'expression de « coup de fouet » appliquée aux effets de cette merveilleuse transformation ! Et comme on comprend aussi que cette surexcitation ne soit parfois que passagère dans un organisme déjà épuisé !

Tout autres sont les résultats obtenus chez des malades qui, en venant dans le Midi, n'ont changé que de climat. Pour eux aussi le « coup de fouet » existe, mais adouci et surtout beaucoup plus durable. Certes on a encore ici bien des désillusions, mais les moyennes sont bien loin des premières.

C'est ainsi que nous avons eu l'idée de rechercher les courbes de poids chez les malades que nous avions pu suivre pendant plus de trois mois. On y verra que sur 7 malades, les deux premiers ont suivi une progression constante pendant leurs quatre mois de séjour ; le troisième et le quatrième ont fléchi au quatrième mois pour reprendre ensuite leur ascension ; le cinquième qui avait fléchi au troisième mois a eu par la suite une courbe encore irrégulière mais notablement ascendante ; le sixième a atteint son maximum au quatrième mois et le dernier, malade en mauvais état, est monté au premier et au quatrième mois pour redescendre d'une façon peu sensible mais constante.

Le fait que les plus malades, les chirurgicaux, retirent moins de bénéfice de la cure est d'observation banale. Généralement immobilisés, ils ne peuvent profiter du bain de mer et de plus ce sont souvent des organismes déjà profondément atteints par d'anciennes suppurations.

On ne peut pas non plus comparer les médicaux envoyés à Giens à ceux des colonies en montagne. Les premiers sont, pour la plupart, de vrais malades, les seconds sont à peine des débiles.

Quant au parallèle entre l'action propre des deux climats, c'est une question encore à trancher. Il semble cependant que la mer est plus énergique, puisqu'elle est néfaste à des malades, aux phtisiques en particulier, qui se trouvent bien de la montagne.

En tout cas, la prétendue accoutumance, qui ferait des climats sains des climats désimmunisants, n'est pas un argument à retenir, car il ne serait plus alors,

— 87 —

partant de ce principe, de thérapeutique possible, le but de toute cure étant de soustraire l'organisme à la lutte. Il paraît établi, d'ailleurs, que l'amélioration reste d'autant plus acquise au retour que le séjour a été plus prolongé.

En résumé, au point de vue de l'insolation seule, on peut avancer que le littoral méditerranéen est plus favorisé que n'importe quelle région de montagne. Quant à la valeur comparative des deux climats, elle est loin d'être établie. Il semble pourtant que l'action un peu moins énergique de la montagne devrait être réservée aux phtisiques, aux suppurants fébriles; en un mot, à tous ceux qui ne peuvent supporter le climat marin.

Observ. XVIII. — G. D..., 17 ans.
*Localisations tuberculeuses ostéo-articulaires et cutanées.*

J. B..., 16 ans.
*Ostéite d'un métatarsien.*

Observ. XXV. — Émilie D..., 4 ans. — *Rachitisme.*

Observ. XX. — P. R..., 2 ans.
*Localisations tuberculeuses ostéo-articulaires.*

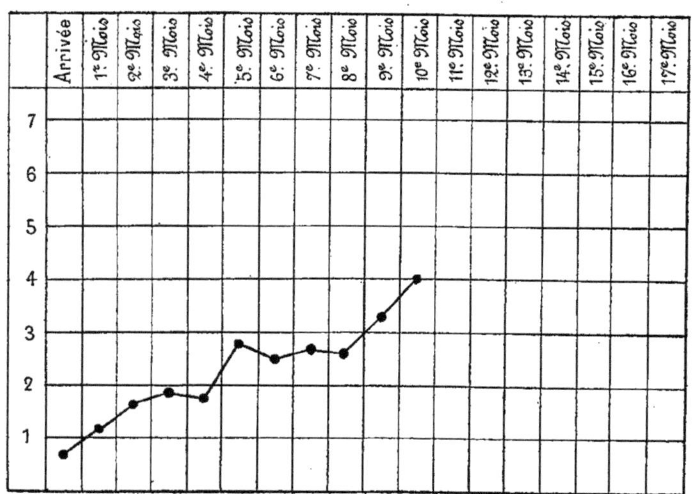

M. R..., 8 ans. — *Arthrite tibio-tarsienne.*

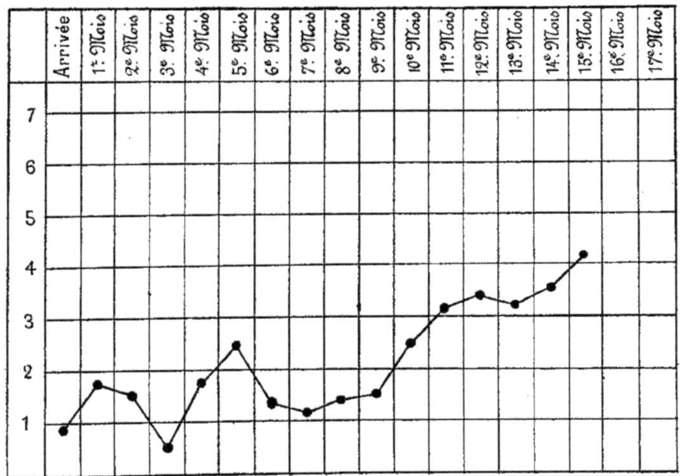

H. T..., 12 ans.
*Tumeur blanche du genou.*

R. L..., 8 ans.
*Mal de Pott. Abcès.*

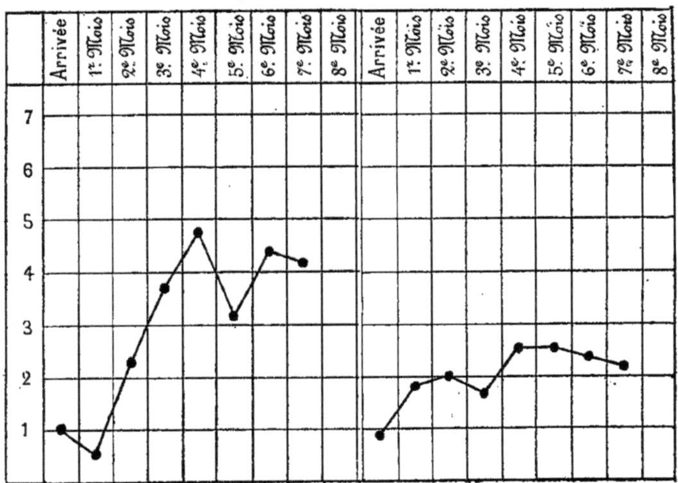

# CONCLUSIONS

I. — Le climat méditerranéen présente, outre les propriétés de tout climat marin, les caractéristiques suivantes : température douce, insolation intense, petit nombre de jours de pluie, hygrométrie modérée.

II. — Son avantage réside dans la possibilité d'y pratiquer, en tout temps et d'une façon continue, le bain de mer, l'héliothérapie, et, en général, toute cure à l'air libre.

III. — Il ne convient pas seulement aux cas couramment susceptibles de la cure marine : tuberculoses chirurgicales, rachitisme, etc., mais encore à tous les hypofonctionnements auxquels est nuisible le froid humide.

IV. — Il faut en écarter cependant les phtisiques en évolution et les suppurants cachectisés, c'est-à-dire les malades chez lesquels la réaction fébrile décèle une intoxination déjà profonde.

V. — La cure marine ne saurait avoir ses pleins effets sans l'héliothérapie, tant pour la cicatrisation des lésions locales que comme tonique général.

VI. — L'emploi des eaux-mères des salins, dont l'action sédative et résolutive sur l'engorgement ganglionnaire est remarquable, pourrait être étendu aux inflammations banales, torpides, notamment en gynécologie.

# BIBLIOGRAPHIE



ACHARD, *Rôle du sel en pathologie et en thérapeutique*, 1904.
AUBERT, les Bains d'eau salée *(Lyon médical,* 1883).

BACH-TSCHERVEN (Mme Alexandra), *le Traitement marin de la tuber-
culose infantile à l'asile Dollfus de Cannes* (thèse de Genève,
1905).
BADIN, Traitement des exsudats inflammatoires et de la tuberculose
osseuse par l'insolation *(la Clinique,* avril 1910).
BENOIT, la Cure marine *(la Clinique,* 1908).
BERNHARD, Therapeutische Vervendung des sonnenlichts in der Chi-
rurgie *(Korrespondenzblatt für Schweizer Aerzte,* 1904).
BOIN, l'Eau de mer en thérapeutique *(Archives générales de médecine,*
Paris, 1904).
BOUTY, *du Climat de Nice,* 1882.
BROCHARD, *les Bains de mer chez les enfants,* 1864.
BUSCK, Beitrag zu den Untersuchungen über die Durchstrahlungs-
möglichkeit des Körpers *(Mitteilungen aus Finsens Medec.
Licht-Institut).*

CAPITAN, l'Eau salée, les eaux-mères et les sels d'eaux-mères en thé-
rapeutique *(Médecine moderne,* Paris, 1900).
CASSE, Du traitement à la mer des scrofuleux et des tuberculeux
*(Congrès intern. d'Hydrol. et de Climatol.,* 1889).
— Hôpitaux maritimes *(Bull. de l'Acad. roy. médec. Belgique,*
4ᵉ série, t. II, p. 36).
CHAMPEAUX (De), Traitement des rhinites par l'eau de mer *(Revue
médicale de Biarritz,* janvier 1908).
CHASSINAT, *Hyères,* Chapitre MÉTÉOROLOGIE.
CHHAÏS, la Cure solaire directe *(Cong. de Climat. de Nice,* 1907).
CLAYSSE, Action des bains salés *(Société de biologie,* mai 1902).
COLLET, *Société des Sciences médicales de Lyon* (séance du 27 dé-
cembre 1905).

Courmont (J.) et Lesieur, Atmosphère et climats *(Traité d'hygiène de Brouardel et Mosny, fasc. I).*

Dastre, le Besoin physiologique du sel *(Revue des Deux Mondes,* 1901, t. I).

Dechambre, *Dictionnaire,* art. Eaux-mères, p. 649 ; art. Bains de mer, vol. VIII, p. 231.
— *Action de l'air et des climats marins. Hydrothérapie marine,* p. 238.

Denucé, Cure marine et cure chlorurée sodique dans le rachitisme *(Congrès de Climatothérapie,* 1908).

Duclaux, Action de la lumière sur les microbes *(Ann. de l'Institut Pasteur,* 1890).

Eiffel, Etude comparée des stations météorologiques de Beaulieu-sur-Mer (Alpes-Maritimes), Sèvres (Seine-et-Oise) et Vacquey (Gironde) pour les années 1902 et 1903 *(Congrès de Climatothérapie,* Nice, 1904).

Franzoni, *De l'Elimination spontanée des séquestres tuberculeux par la cure solaire,* 1910.

Gautier (A.), Air marin et sa composition *(Académie des sciences,* séance du 20 mars 1899).

Gontier de la Roche, l'Héliothérapie dans la tuberculose laryngée *(Société de médecine du Var,* juin 1910).

Grinda, *Bulletin et Mémoires de la Société des Médecins de Nice,* 1903.

Guiol, la *Lutte contre la tuberculose et les sanatoria d'Hyères* (thèse de Montpellier, 1902).

Guyot, Cure marine dans le rachitisme *(Progrès médical,* 1909).

Hallopeau et Rollier, *Sur les cures solaires directes des tuberculoses dans les stations d'altitude,* 1908.

Hameau, Climat maritime et affections tuberculeuses *(Congrès d'hydrologie,* 1889).

Hervé, *Mécanisme d'action des bains salés* (thèse de Bordeaux).

Hue, Traitement des tuberculoses locales. Les hôpitaux marins : Pen-Bron *(Normandie médicale,* Rouen, 1891).

Jaubert, De l'Héliothérapie dans le traitement des plaies atones et en particulier de l'ulcère variqueux *(Lyon médical,* juillet 1910).

Jaubert, la Cure hélio-marine des adénites cervicales *(Revue des agents physiques*, septembre 1911).

Keller, *Traitement de l'anémie par les bains salins*, Paris, 1902.

Laumonier, Facteurs de la cure marine *(Bull. gén. de thérapeutique*, 23 août 1901).
Lenkei, Uber die Durchdringungsfähigkeit der blauen und gelben Strahlen durch tieriesche Gewebe *(Zeitschrift für physikalische Therapie).*
Leroux, l'Œuvre des hôpitaux marins *(Œuvre antituberculeuse*, Paris, 1900).
— L'Assistance maritime des enfants de l'œuvre des hôpitaux marins, sanatoriums maritimes pour enfants *(Gazette des Eaux*, septembre 1901).
Lesieur et Legrand, Action de la lumière sur les bactéries. Travail du laboratoire du **professeur** Courmont *(Province médicale*, 2 février 1907).
Lombard, le Climat méditerranéen ou provençal *(Tr. climat.)*

Maag, Uber den Einfluss des Lichtes auf den Menschen *(Correspondenzblatt*, n° 18).
Mac-Auliffe, la *Thérapeutique physique d'autrefois*, Masson, Paris.
Manquat, l'Adaptation en climatothérapie *(Congrès de Nice*, 1904).
Malgat, *Cure solaire de la tuberculose pulmonaire*, 1903 et 1911.
Martinet, les *Agents physiques usuels* (art. Climatologie).
Milloz, *De l'Héliothérapie locale comme traitement des tuberculoses articulaires* (thèse de Lyon, 1899).
Monteuuis, les *Bains d'air, de lumière et de soleil dans le traitement des maladies chroniques*, 1904.
— Les Bains d'air et de lumière dans la pratique journalière *(Congrès de Nice*, 1907).
Mouriquand, Rhumatisme tuberculeux infantile *(la Pathologie infantile*, Bruxelles, 1904).

Noel, *Etude physiologique et médicale sur les bains de mer* (thèse de Paris, 1862).
Nogier, *la Lumière et la vie* (thèse de Lyon, 1904).

Orticoni, *De l'Héliothérapie* (thèse de Lyon, 1902).

Pansini, Action de la lumière sur les micro-organismes *(Rivista d'Igiène*, 1889).

Perdu, *Guérison d'une tumeur blanche suppurée du genou à marche rapide, par les bains de soleil*, Saint-Etienne, 1900.

Poncet et Mailland, *Rhumatisme tuberculeux*, 1903.

Quinton, *l'Eau de mer, milieu organique*, Paris, 1904.

Reboul, Héliothérapie et tuberculoses externes *(Congrès de la tuberculose, 1905)*.

Rendu (R.), Résultats pondéraux de la cure de Giens *(Lyon médical, 1911)*.

Revillet, Effets curatifs du climat méditerranéen et de l'héliothérapie locale dans trois cas de vastes résections osseuses *(Congrès de Nice, 1904)*.

— Traitement de l'adénopathie bronchique par le climat marin et les bains de mer *(Lyon médical, janvier 1904)*.

— Le Traitement du lupus tuberculeux et des scrofuloses tuberculo-cutanées par l'héliothérapie *(Congrès international de la tuberculose, 1906)*.

— *Le Traitement de la tuberculose infantile à Cannes par les cures marines et solaires*, Cannes, 1910.

Reynier, Traitement par l'eau salée des tuberculoses externes *(Bulletin de la Société de Chirurgie, 1907)*.

Robin (A.), *le Climat marin dans le traitement de la tuberculose*.

— Thérapeutique fonctionnelle de l'ostéomalacie *(Bulletin général de thérapeutique, octobre 1910)*.

— Le Terrain de la phtisie pulmonaire, ses éléments, son diagnostic, les principes de son amendement *(Bulletin général de thérapeutique, janvier et février 1910)*.

Robin (A.) et Binet, des Effets du climat marin et des bains de mer sur les phénomènes intimes de la nutrition. Applications thérapeutiques *(Congrès international de Thalassothérapie, Biarritz, 1903)*.

Robin (A.) et Gauly, Action du chlorure de sodium sur la nutrition *(Archives générales d'hydrologie)*.

Rollier, Verhandlungen des Zentralvereins *(Korrespondenzblatt für Schweizer Aerzte, t. XII, 1904)*.

— Le Traitement des tuberculoses chirurgicales par la cure d'altitude et l'héliothérapie *(Congrès de la tuberculose, Paris, 1905)*.

— La Cure solaire de la tuberculose chirurgicale *(Congrès de Physiothérapie, Rome, 1907)*.

— Recherches scientifiques et nouveaux résultats cliniques de la cure solaire de la tuberculose chirurgicale *(Congrès de Phy-siothérapie*, Paris, 1910).

Roux, l'Héliothérapie dans les tuberculoses locales et la méthode de Dreyer dans les adénites tuberculeuses expérimentales *(Congrès de climatologie*, Nice, 1907).

Sardou, Formule générale de l'action du climat du littoral méditerranéen français considéré au point de vue clinique *(Congrès de climatologie*, Nice, 1904).

Sersiron, le Bain de soleil *(la Clinique*, février 1909).

Tommasi, I sanatori per bambini tuberculotici *(Sieroterapie*, Roma, 1900).

Usiglio, Mémoires sur les eaux-mères présentés à l'Académie des sciences *(Annales de Physique et de Chimie)*.

Variat et Quinton, les Injections de sérum marin dans l'eczéma infantile *(Académie de médecine*, 18 septembre 1907).

Vidal, *les Climats d'Hyères et le sanatorium maritime*, Hyères, 1888.
— Influence du climat méditerranéen sur la tuberculose et les tuberculeux *(Congrès de climatologie*, Nice, 1904).
— Du traitement du lupus ulcéré par l'héliothérapie *(Congrès international de la tuberculose*, 1905).

Von Schrötter, *Conférence internationale de la tuberculose*, Bruxelles, 1910.

Wiesner, Die Virkung des sonnenlichtes auf pathogene Bakterien *(Arch. für Hygiene*, 1907).

# TABLE DES MATIÈRES

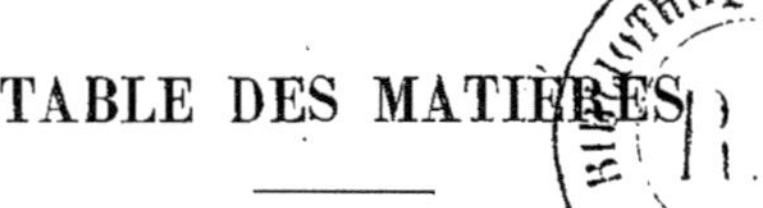




Lyon. — Imprimerie A. Rey, 4, rue Gentil. — 59782

www.ingramcontent.com/pod-product-compliance
Ingram Content Group UK Ltd.
Pitfield, Milton Keynes, MK11 3LW, UK
UKHW020943140726
13695UKWH00003B/1177